Lob für

Eine Million Dinge, die man einem Neurowissenschaftler fragen sollte

“Liebte es... Für jeden, der sich für die Grundlagen der Wissenschaft des Gehirns und feurige Nervenzellen voller Fragen darüber, wie dieses Superorgan funktioniert und den menschlichen Körper steuert, interessiert, ist dies eine faszinierende Lektüre... Komplexe neurowissenschaftliche Mechanismen werden anhand von Alltagsbeispielen verändlich erklärt... Es ist fast wie in einem aufregenden Klassenzimmer mit einem entusianstischen Lehrer, der das Thema nach Hause bringt ... Dieses Buch ist eine aufregende Fahrt und buchstäblich Nahrung für das Gehirn ”

- *Aneesha Shewani, Reedsy Discovery*

“Hat mich laut zum Lachen gebracht... Ich bin der erste, der zugibt, dass ich keine wissenschaftliche Neigung habe, und normalerweise scheue ich mich vor allem, was nach Wissenschaft riecht. Aber Dr. Tranter erklärt die Dinge auf eine Weise, die selbst Nicht-wissenschaftsorientierte (wie ich) verstehen können ... Er hat einige Kommentare, die mich buchstäblich laut lachen ließen. Das Kapitel "Akte X der Neurowissenschaften" war noch faszinierender als das Frage-Antwort-Segment."

- *Long and Short Reviews*

“Faszinierend... Ich mag die Themenwahl. Sie sind nicht zu skurril und drehen sich um alltägliche Dinge - Träume, Gehirngefrieren, Sucht, Zweisprachigkeit zum Beispiel... Es ist freundlich und

einfach genug, dass sogar jemand wie ich die Erzählung leicht verfolgen kann. Der letzte Teil, wohin wir gehen, ist faszinierend."

- *Viviana-MacKade Reviews*

"Eine überraschend lustige und fesselnde Lektüre ... Das Buch ist sowohl bodenständig als auch voller Humor, da es in einfachen Worten erklärt, wie unser Gehirn funktioniert. „Eine Million Dinge, die man einen Neurowissenschaftler fragen sollte“ ist das perfekte Buch für jedermann, den Wissenschaftler in Ihnen und den neugierigen Leser... Jeder wird dieses Buch interessant und herrlich voller seltsamer Fakten über unser Gehirn finden."

- *Hurn Publications*

“Werfen Sie einen Blick auf dieses Buch... Auf seinen Seiten werden Sie unterhalten und informiert. Die Leser lernen das Gewöhnliche und das Ungewöhnliche auf zugängliche Weise... Wenn Sie also lernen möchten, ob es möglich ist, Ihren IQ zu erhöhen, wie Sie effektiv Multitasking ausführen, was Depressionen verursacht oder andere betörende Fragen beantwortet werden, werfen Sie einen Blick auf dieses Buch."

- *Travel The Ages*

Eine Million Dinge, die man einen Neurowissenschaftler fragen sollte

Eine Million Dinge, die man einen Neurowissenschaftler fragen sollte

Dr. Mike Tranter

Buchgestaltung von Madeeha Shaikh (DezignManiac)

Bearbeitet von Selena Class (Englisch)

Übersetzt von (Tanja Klimmek)

Bearbeitet von (Dr Friederike Uhlig)

ISBN 979-8-9873665-0-9 (Taschenbuch)

www.aNeuroRevolution.com

1 2 3 4 5 6 7 8 9 10

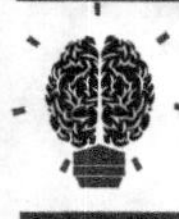

INHALTSVERZEICHNIS

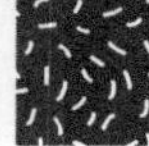

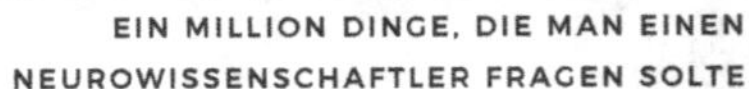

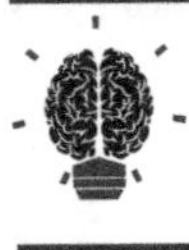

INHALTSVERZEICHNIS

VORWORT

OK, Sie haben Recht. Dieses Buch beantwortet nicht wirklich eine Million Fragen, aber es gibt die *Möglichkeit,* eine Million Fragen zu stellen. Das ist es, was ich an der Wissenschaft so sehr liebe – man kann immer etwas Neues fragen. Selbst wenn man die gleichen alten Probleme erneut aufgreift, kann man derjenige sein, der etwas Neues entdeckt. Dieser Funke, das Gefühl der Aufregung und Neugier, eine Frage nur nur deshalb zu stellen, weil die Antowrt da ist, um entdeckt zu werden, macht einen guten Wissenschaftler aus. Sie haben dieselbe Neugier gezeigt als Sie dieses Buch in die Hand genommen und sich herausgefordert haben, etwas über das Gehirn zu lernen. Das beweist, dass man kein nerdiger Wissenschaftler wie ich, der den Großteil seiner Zeit im Labor verbringt, sein muss, um diesen Funken der Freude, diese Begeisterung für das Fremde und Neue und die Neugier auf Antworten zu erleben. Es ist eine grundlegende menschliche Eigenschaft, die in diesem Buch frei gelassen wird.

Ich verbringe die meiste Zeit meines Lebens in einem Labor, wo ich erforsche, wie das Gehirn funktioniert. Die Laborarbeit bereitet mir viel Freude, aber mit Menschen über das Gehirns und was, wie und warum es die Dinge tutzu diskutieren, erfüllt mich noch mehr. Dies ist das erste Buch, dass ich geschrieben habe, und es hat mir viel Spaß gemacht, es zu schreiben. Mit Menschen, die aus der ganzen Welt kommen und Interesse an der Wissenschaft haben, zu arbeiten, hat mich mit echter Aufregung und Erstaunen erfüllt und ich hoffe, dass sich das in den folgenden Kapiteln zeigt.

Als ich mich entschied, dieses Buch zu schreiben, wollte ich, dass es von den Ideen geleitet wird, die Menschen wirklich zum Staunen und Wundern bringen. Daher habe ich Menschen weltweit gebeten, ihre dringensten Fragen über das Gehirn einzureichen – Fragen, die sie schon immer beschäftigt haben, aber nie die Gelegenheit hatten, etwas darüber zu erfahren. Ich war überrascht und beeindruckt vom Interesse und der Unterstützung, die die Menschen gezeigt haben. Die Resonanz übertraf selbst meine höchsten Erwartungen und erlaubte mir, die Wissenschaft aus einer anderen Perspektive zu betrachten. Zu erfahren, was andere Menschen am Gehirn faszinierend finden, hat mich während des gesamten Schreibens dieses Buches inspiriert.

Es war schwierig, die besten Fragen aus zu suchen. Einige erhielten ihren eigenen Abschnitt, während andere in den Text aufgenommen wurden, sodass der Inhalt an das angepasst ist, was Sie interessiert. Da die Resonanz und die Begeisterung so groß waren, habe ich das Buch um zusätzliche Kapitel erweitert. Diese sollen Ihnen einen Einblick in andere Bereiche der Neurowissenschaften geben, um es Ihnen ermöglichen diese mit den Augen der Menschen zu betrachten, die tatsächlich forschen - einen Standpunkt, den nur wenige Menschen außerhalb des Labors wirklich zu sehen bekommen. Wir werden untersuchen, wie Neurowissenschaftler unser gegenwärtiges Verständnis des Gehirns nutzen, um eine neue und futuristische Welt für die Menschheit zu schaffen, die fast direkt aus einem Science-Fiction-Roman stammen könnte. Wir werden den Deckel vom Innenleben des Gehirns heben und Ihnen zeigen, was passiert, wenn es nicht ganz so funktioniert, wie es sollte, und auch untersuchen, wie die Wissenschaft so viele verschiedene Facetten unseres Lebens durchdringt.

Das letzte Kapitel, geschrieben von Jodi Barnard (geb. Parslow), widmet sich Frauen, die MINT (Mathematik, Ingenieurwesen, Naturwissenschaften, Technik) studieren und in diesem Bereich arbeiten. Es war mir wichtig, dieses Kapitel hinzuzufügen, da ich aus erster Hand bei Freunden und Kollegen einige der Herausforderungen gesehen habe, mit denen Frauen konfrontiert sind, wenn sie eine Karriere in der Wissenschaft anstreben, nicht nur in der Forschung, aber auch in anderen Bereichen. Ich bin unglaublich stolz und glücklich, dass Jodi dieses Bonuskapitel beigetragen hat und damit die Möglichkeit hat, ihre Perspektive darüber, wie man eine unglaubliche Wissenschaftlerin wird, zu teilen. Sie ist eine vielversprechende junge Frau, die heute in MINT arbeitet. Ich hoffe, dieses Kapitel ermutigt und inspiriert Sie, Ihre Grenzen weiter zu verschieben und nie mit dem Lernen aufzuhören.

Nochmals vielen Dank, dass Sie mein Buch gelesen und Ihre Unterstützung gezeigt haben. Nun ist es Zeit anzufangen, wie ich immer sage......

Wissenschaft schläft nie!

Einleitung

Ein kurzer Blick ins Gehirn

Was ist unser Gehirn? Ja, es ist das rosa weiche Ding in unserem Kopf, das uns hilft, zu kommunizieren, neue Dinge zu lernen, und, das uns nachts wachhält, weil uns dieser unangenehme Witz, den wir vor einer Woche erzählt haben, Sorgen bereitet... Ja, es macht fast alles – aber was genau ist es?

Das Gehirn ist das Kontrollzentrum von allem, was unser Körper tut. Das meiste gescheit völlig ohne unser Zutun im Unterbewusstsein, sodass wir nicht einmal darüber nachdenken müssen. Wir kontrollieren nicht bewusst, wann wir hungrig oder müde sind oder, wann wir unseren Blutdruck oder unsere Herzfrequenz ändern müssen, und wir sagen uns sicherlich nicht, dass wir Schmerzen empfinden sollen, wenn wir uns unseren Zeh stoßen. Das Gehirn macht all das und wesentlich mehr jede Sekunde des Tages, sogar wenn wir schlafen.

Das Neuron

Ohne zu detailliert zu werden (ich möchte Sie nicht abschrecken), lassen Sie uns darüber sprechen, woraus unser Gehirn tatsächlich besteht. Sie wissen wahrscheinlich, dass das Gehirn aus Gehirnzellen besteht, die Nervenzellen oder *Neurone* genannt werden. Dies sind die Zellen, die Signale (sogenannte *Aktionspotentiale)* über das gesamte Gehirn senden und sich mit anderen Gehirnzellen in einem außergewöhnlich komplexen und ständig verändernden Netzwerk verbinden. Schätzungsweise 88 Milliarden Neurone existieren in Ihrem Gehirn, und jedes kann Tausende oder Zehntausende von Enden haben, die *Synapsen* bilden, wenn sie mit anderen Neuronen verbunden sind.

Schon beeindruckt? Nun, wie wäre es, wenn ich Ihnen sage, dass einige dieser Neuronen Aktionspotentiale mit fast 482 Kilometer pro Stunde senden können? Das ist schneller als ein Formel-1-Auto! Ein typisches Neuron ist unten dargestellt und besteht aus einem Zellkörper, der den Zellkern, den sogenannten Nukleus, enthält (dieser speichert das Erbmaterial und führt Anweisungen aus), einem Axon (die Eisenbahnlinie, auf der der Zug aus Nervensignalen vorbei rauscht), Dendriten (die kleineren Eisenbahnen, die zu bestimmten Orten fahren) und der Synapse (die mittelalterliche Zugbrücke, wo die Eisenbahn hält und Nachrichten über den Fluss geworfen werden). Das wars! Das ist alles, was eine Gehirnzelle ausmacht, und jetzt wissen Sie

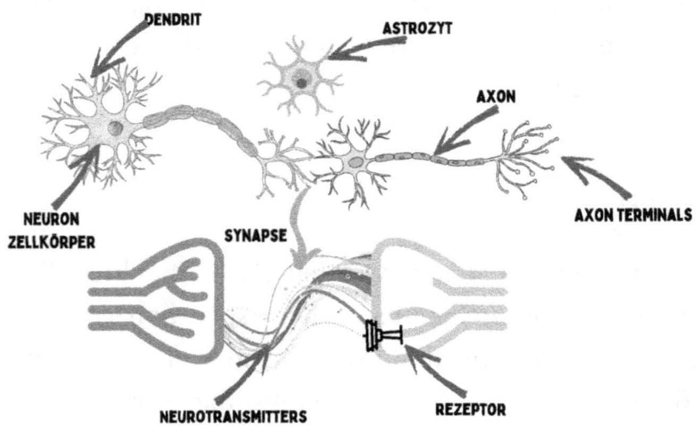

Die Dendriten eines Neurons bilden Verbindungen mit anderen Neuronen. Diese Verbindungen führen zu einer Synapse, in der Neurotransmitter freigesetzt werden. Die Axone können auch mit Myelin beschichtet sein, was dazu führt, dass sich die elektrischen Signale effizienter bewegen.

über eine der wichtigsten Zellen im Körper Bescheid; Sie sind offiziell ein Neurowissenschaftler.

Neurotransmitter

An der Synapse werden Botenstoffe, sogenannte *Neurotransmitter* (abgeleitet von engl. „transmit" übertragen) freigesetzt. Dies sind Chemikalien, die genau das tun, was das Wort bedeutet - sie "übertragen" Signale zwischen Neuronen. Da die Synapse im Wesentlichen nur eine Lücke zwischen Neuronen ist, brauchen sie eine Möglichkeit, miteinander zu kommunizieren, und so werden Neurotransmitter freigesetzt. Wenn sich ein Signal, ein Aktionspotential, entlang eines Neurons bewegt, gelangt es irgenwann zum Ende der Zelle, wo es die Freisetzung eines Neurotransmitters auslöst. Wenn das zweite Neuron den Neurotranmitter empfängt (er bindet an spezialisierte *Rezeptoren,* die den Neurotransmitter „fangen"), weiß das Neuron, dass dieses Signal weitergeleitet werden soll – wie ein Staffelläufer, der den Staffelstab an den nächsten Läufer übergibt. Diese Signale, die nichts anderes als codierte elektrische Nachrichten sind, geben unserem Gehirn Anweisungen. Das könnte sein, sich an etwas zu erinnern, über einen Witz zu lachen oder einzuschlafen – eigentlich alles.

Vielleicht haben Sie bereits von einigen Neurotransmittern wie Serotonin, Dopamin, Adrenalin (Noradrenalin) und Glutamat gehört. Diese sind im Wesentlichen unterschiedliche Sprachen des Gehirns. Einige Neuronen sprechen die Dopamin (dopaminerge Neurone) und andere sprechen zum Beispiel Serotonin (serotoninerge Neurone). Dies ermöglicht es dem Gehirn mit spezifischen Bereichen des Gehirns zu sprechen, wie z. B. dem Dopamin-sprechenden

Teil, anstatt die Botschaft an das gesamte Gehirn zu senden, was es nur verwirren würde.

Andere Gehirnzellen

Wenn Wissenschaftler sagen, dass das Gehirn aus Neuronen besteht, lügen sie tatsächlich ein wenig: Es enthält auch andere Gehirnzellen wie zum Beispiel *Gliazellen* (aus dem griechischen glia, was Leim bedeutet). Das Gehirn hat fast 10-mal so viele Gliazellen wie Neurone. Der Begriff Gliazelle umfasst eine Reihe von spezialisierten Zellen. Zum Beispiel verhalten sich Mikrogliazellen wie das Immunsystem unseres Gehirns, weil unsere normalen Immunzellen und Antikörper viel zu zerstörerisch wären, wenn sie im Gehirn losgelassen würden. Gliazellen entwickeln sich auch zu einem spezialisierten Zelltyp, der als *Astrozyten* bezeichnet wird. Etwa 25-50% unseres Gehirns besteht aus Astrozyten, was bedeutet, dass wir bis zu fünfmal mehr von Astrozyten als Neurone haben. Astrozyten sind unterstützende Zellen, die sich direkt neben Neuronen befinden und, die diesen auf viele Weise helfen. Sie tun auch viele Dinge für sich selbst, wie zum Beispiel Struktur zwischen den Zellen zu schaffen. Genau wie Synapsen, absorbieren und setzen Astrozyten Neurotransmitter frei und tragen zur Bildung der sogenannten *Blut-Hirn-Schranke* bei. Dies ist eine Barriere zwischen sensiblen Gehirnzellen auf der einen und dem Blut auf der anderen Seit. Andere Zellen im Gehirn sind *Ependymzellen,* die Zerebrospinalflüssigkeit (ZSF) produzieren, welche das Gehirn schützt und Abfallprodukte entfernt, sowie *Oligodendrozyten*. Dies sind Zellen , die das Axon eines Neurons mit *Myelin* beschichten, was dazu führt, dass Signale noch besser übertragen werden können. Vorerst müssen Sie darüber nicht mehr wissen. Wir werden später mehr über diese faszinierenden Zellen sprechen, aber es gibt Ihnen eine gute Vorstellung davon, dass es in Ihrem Gehirn viel mehr als nur die typische Nervenzelle gibt.

Die Blut-Hirn-Schranke

Wenn Sie über das Gehirn lesen, werden Sie oft von der Blut-Hirn-Schranke oder BHS hören. Kurz gesagt, das Blut in unserem Körper ist das Transportsystem für alles. Die Blutgefäße verhalten sich wie die Straßen, auf denen wir jeden Tag fahren. Genau wie Straßen, werden die Blutgefäße von jeglicher Art von Verkehr befahren, zum Beispiel Autos (rote Blutkörperchen), Rettungsdiensten (Immunzellen), Food Trucks (Lebensmittelpartikel, Fette, Proteine, Zucker usw.) und Kriminellen auf der Flucht (Bakterien, Viren). Das Gehirn ist zu wichtig, um all diesem Verkehr ausgesetzt zu werden, weshalb eine Barriere zwischen der Blutversorgung für den Rest unseres Körpers und der speziell für das Gehirn abgestimmten gebildet wird. Sauerstoff, Glukose (Zucker) und rote Blutkörperchen (die Sauerstoff transportieren) dürfen passieren, aber Bakterien, Immunzellen und fast alles andere nicht (Es gibt Zeiten, in denen diese Trennung nicht so gut funktioniert, was im Allgemeinen schlechte Nachrichten für unsere Gesundheit sind.). Die BHS ist allerdings auch eine Hürde, die wir als Wissenschaftler überwinden müssen, wenn wir Medikamente entwickeln wollen, die gezielt für das Gehirn hergestellt werden. So großartig sie auch für den Schutz des Gehirns ist, die BHS macht es schwierig Medikamente in das Gehirn zu bekommen.

Weiße und graue Substanz

Alle oben genannten Zellen sind grob in *weiße* oder *graue Substanz* eingeteilt. Sie werden so genannt, weil es einen feinen Farbunterschied zwischen ihnen gibt, wobei einer grauer aussieht als der andere. Das Rückenmark und tiefer liegende Bereiche des Gehirns bestehen vorrangig aus weißer Substanz. Sie besteht aus den langen Axonen der Neurone und erscheint weiß, weil die Axone von einer fettigen Substanz, dem Myelin, umhüllt werden. Myelin hilft, die Zelle zu isolieren. Weiße Substanz enthält auch viele Astrozyten.

Graue Substanz befindet sich überwiegend in den äußeren Schichten des Gehirns und im Kleinhirn. Es enthält die Zellkörper der Neurone, deren Dendriten, viele Gliazellen und sehr kleine Blutgefäße, die Kapillaren genannt werden. Daher kann man die graue Substanz als das eigentliche neuronale Kontrollzentrum ansehen; den Ort, an dem die gesamte clevere Gehirnleistung stattfindet. Obwohl die Grenzen zwischen weißer und grauer Substanz vorrangig durch die Regionen des Gehirns und des Rückenmarks, in denen wir sie finden, definiert werden, gibt es auch einige Überschneidungen. Das bedeutet, dass selbst in weißer Substanz hinterhältige kleine Zellkörper und Gliazellen vorhanden sein können.

Daraus besteht unser Gehirn. Jetzt wissen Sie es. Denken Sie daran, wenn Ihnen jemand sagt, dass das Gehirn ein Muskel ist - Sie können dieser Person sagen, dass sie falsch liegt, und erklären, was das Gehirn wirklich ist.

Verschiedene Hirnregionen

Die Strukturen und Zellen, von denen wir bisher erfahren haben, sind sehr raffiniert angeordnet. Unser Gehirn liebt es zu organisieren, was zu einer Kompartimentierung (Aufteilung) geführt hat, die sich über Millionen von Jahren entwickelt hat. Das bedeutet, dass, obwohl das Gehirn im Allgemeinen als eine Einheit, ein "ganzes Gehirn", betrachtet wird, gibt es Regionen (sogenannte *Lappen)*, die auf bestimmte Aufgaben spezialisiert sind. Das Gehirn besteht aus vier großen Lappen (sowie der kleinen Inselrinde, Insula, und den limbischen Lappen). Sie alle erledigen ihre eigenen Aufgaben, bevor sie sich mit anderen Regionen austauschen, um die Verantwortung zu teilen. Obwohl sie in kleinere Regionen (etwa 180) unterteilt werden können, geben Ihnen diese vier Lappen eine gute Vorstellung davon, wie Ihr Gehirn organisiert ist.

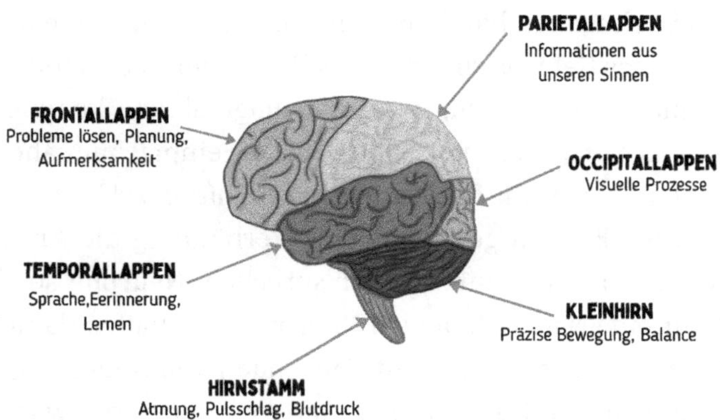

Die typischen Lappen des Gehirns. Machen Sie sich vorerst nicht zu viele Sorgen um sie, wir werden später darüber sprechen.

In diesem Buch werden wir einige recht wissenschaftliche Wörter verwenden, um die verschiedenen Bereiche des Gehirns zu beschreiben. In den meisten Fällen sind sie so vereinfacht, dass sie nur die wichtigen Dinge erhalten und wir uns nicht in Details verlieren. Aber manchmal führte kein Weg daran vorbei – ich musste sie benutzen. Haben Sie jedoch keine Angst, denn wenn Sie jemals vergessen, was sie bedeuten, gibt es am Ende dieses Buches ein hilfreiches Wörterverzeichnis, dass Sie Bedarf zu Rate ziehen können. Sie können das Wort auch einfach ignorieren und so tun, als ob es nicht existiert - so oder so ist es gut.

Wie alles miteinander verbunden ist

In den Neurowissenschaften sprechen wir oft isoliert über einen einzelnen Bereich des Gehirns oder einen einzigen Neurotransmitter nach dem anderen. Wir tun dies, weil diese eine wesentliche Rolle in etwas spielen, das das Gehirn tut, aber in Wirklichkeit handeln sie nie allein. Die verschiedenen Regionen des Gehirns sind durch Billionen von Verbindungen miteinander verbunden, was ein unglaublich komplexes System kreiert, das wir noch nicht einmal annähernd verstehen. In diesem Buch werden wir diese Verbindungen diskutieren. Einfach gesagt ist eine Verbindung die Art und Weise wie Neurone miteinander sprechen. Neurone senden nicht nur eine Nachricht an ein Neuron und schalten dann für die Nacht ab. Sie sprechen mit Tausenden von Neuronen, die wiederum mit einigen tausend Anderen sprechen, was ein Netzwerk von Verbindungen schafft. Wir Neurowissenschaftler fangen an, zu verstehen, dass das Gehirn nicht nur wegen der Unterschiede zwischen den Gehirnregionen so funktioniert, wie es funktioniert, sondern auch auf Grund der Art und Weise, wie die Regionen miteinander verbunden sind. Sie werden in diesem Buch entdecken, dass diese Verbindungen für jeden einzelnen Menschen einzigartig sind. Kein Gehirn ist identisch mit einem Anderen. Wie auch immer es funktioniert, es ist einzigartig für Sie.

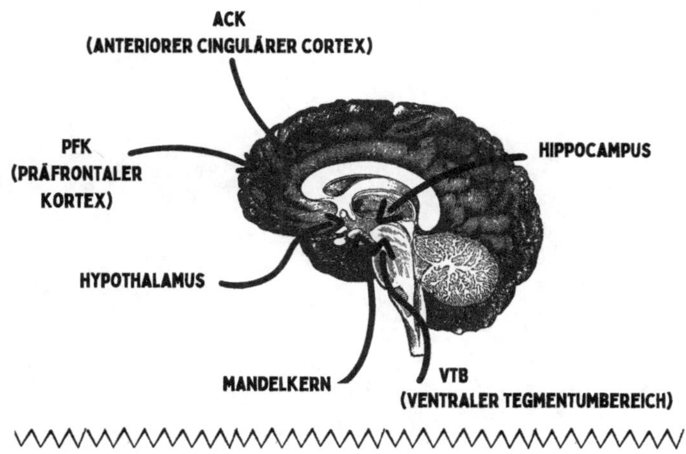

Hier ist ein Leitfaden zum allgemeinen Aufbau einiger der wichtigeren Bereiche des Gehirns, die im Laufe des Buches auftauchen. Aber keine Sorge. Sie müssen nicht wissen, was diese Wörter bedeuten, wenn Sie nicht wollen. Sie sind hier, falls Sie sich zu irgendeinem Zeitpunkt auf sie beziehen möchten oder, um zu visualisieren, wo im Gehirn bestimmte Dinge passieren.

Zu jedem Zeitpunkt sind buchstäblich Milliarden von Gehirnzellen aktiv und sprechen miteinander. Wenn man bedenkt, dass 65 % der Gehirnleistung für visuelle Verarbeitung benötigt werden, denken Sie nur daran, wie viele Gehirnzellen gerade zusammenarbeiten, während Sie diesen Satz lesen. Eine tolle Zeit, um mehr zu lesen. Auf geht es!

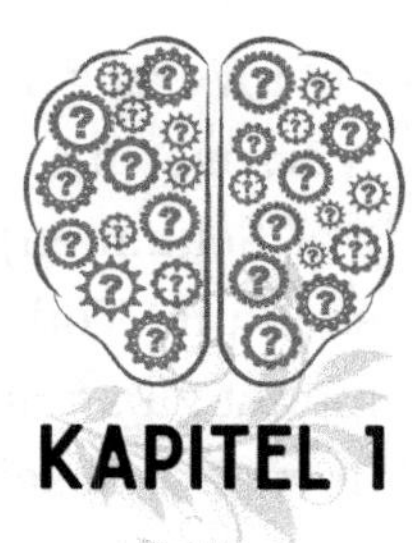

KAPITEL 1

Fragen Sie einen Neurowissenschaftler

Warum ist das Gehirn in unserem Kopf und nicht woanders?

In der Natur ist die Platzierung des Gehirns im Kopf relativ weit verbreitet (wenn auch nicht immer). Warum ist unser Gehirn also nicht irgendwo anders in unserem Körper? Fairerweise muss man sagen, dass einige sagen, dass das Gehirn eines Mannes woanders ist, aber ich glaube nicht, dass die Neurowissenschaft das vollständig unterstützt. Wäre das Gehirn nicht sicherer, wenn es durch unseren Brustkorb geschützt oder in unserem Bein oder Fuß nicht direkt im Weg jeglicher Gefahren wäre? So erschreckend das auch aussehen würde, die Antwort ist relativ einfach.

Denken wir zuerst an den Kopf. Das Gehirn ist auf sensorische *Inputs* (englisch für Informationseinfluss) angewiesen. Dies sind Informationen von unseren Sinnen über das, was wir sehen, riechen, hören, schmecken und spüren. Das Sehen macht fast 65 % der gesamten Gehirnkapazität aus, und daher ist es sinnvoll, das Gehirn so nah wie möglich an den Augen zu plazieren. Wenn das Gehirn von unseren primären Sinnen entfernt würde, käme es zu einer kleinen, aber kritischen Verzögerung beim Empfang der Informationen. Eine Verzögerung von nur wenigen Millisekunden (tausendstel Sekunden) hätte historisch den Unterschied zwischen Leben und Tod bedeuten können. Das Gehirn liebt es im Mittelpunkt zu stehen und über alles, was um es herum passiert, informiert zu sein. Also, je schneller es die Informationen erfahren kann, desto besser fühlt es sich.

Aber könnten sich dann die Sinne nicht einfach um das Gehirn herum bilden, wo auch immer es platziert ist? Millionen von Jahren der Evolution vom wasserbewohnenden Vorfahren bis hin zum Menschen haben dazu geführt, dass das Gehirn in unserem Kopf, an der Spitze unseres Körpers, landete. Wenn Sie an Fische, Säugetiere oder Insekten denken, ist der Kopf normalerweise die Region, mit der das Tier zuerst die Welt um sich herum wahrnimmt, wenn es sich bewegt. Auch für uns ist es von Vorteil, wenn unsere Sinne die Umgebung austesten und die Welt interpretieren, bevor wir . fortfahren. Je schneller wir diese Informationen erhalten, desto besser können wir uns vor Raubtieren schützen und uns einen Vorteil bei der Nahrungssuche verschaffen. Bei uns Menschen sitzt das Gehirn und damit unsere Sinne hoch über unserer Umwelt damit haben wir die beste Sicht auf alles um uns - und denken Sie daran, obwohl das Gehirn auf diese Weise ein wenig ausgeliefert ist, wird es durch einen Schädel, der etwa 0.5 cm dick ist, geschützt. Das ist das härteste Material, das der Körper produzieren kann. Es sollte also sicher sein.

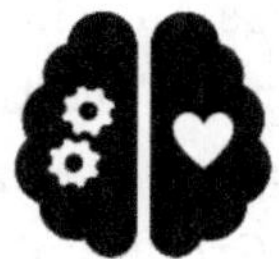

Was ist der älteste Teil unseres Gehirns und was macht es?

Wenn wir darüber nachdenken, wie sich das Gehirn entwickelt hat, wird es oft als eine Art Drei-Gehirn-Modell erklärt. Ein Gehirn ist unser Reptiliengehirn, ein anderes ist unser emotionales Gehirn, und dann gibt es unser überlegenes geniales Gehirn, den Neokortex , den ich gerne Gary nenne. Aber wie wahr ist das alles und warum habe ich ein Reptiliengehirn, das neben Gary sitzt?

Dieses Konzept stammt von einem Neurowissenschaftler namens Paul MacLean, der 1990 seine *Theorie des „Dreieinigen Gehirns"* (im Englischen „Triune Brain") veröffentlichte.[1] Er behauptete, dass sich das frühe Gehirn in Fischen und Reptilien entwickelte. In diesem Stadium enthielt es nur die Basalganglien und später dann den Hirnstamm und das Kleinhirn. Diese Regionen bilden das alte Gehirn, das oft als Reptiliengehirn bezeichnet wird und für die primitiven Funktionen des Lebens verantwortlich ist - Dinge wie Hunger und Durst, Sexualtrieb, der Impuls unser Territorium zu schützen, Aggression, Herzfrequenz, Atmung und Körpertemperatur.

Es gibt unzählige Bücher, Artikel, Memos und Kommentare darüber, wie dieses Reptiliengehirn unser Leben dominiert und, dass wir es überwinden müssen, um unser Verhalten zu verbessern. Sie beschreiben, wie wir uns davon abhalten können, mit Aggression oder impulsivem Verhalten zu handeln. Da ist etwas Wahres dran, aber im Allgemeinen funktioniert unser Gehirn nicht ganz so. Wie wir gleich feststellen werden, ist diese Ansicht ein wenig veraltet. Ja, das Reptiliengehirn ist das erste "richtige" Gehirn gewesen, das sich entwickelt hat (zumindest in Bezug auf das, was wir heute als Gehirn betrachten). Grundfunktionen wie Hunger und Durst haben uns am Leben erhalten, genauso, wie sie es heute tun. Aber im Laufe der Evolution haben sich andere Bereiche des Gehirns um das Reptiliengehirn herum entwickelt und dienen als eine besondere Art der Erweiterung dieses Reptiliengehirns. Im Unterschied zu der Idee, dass wir einfach zusätzliche, intelligente Gehirne haben, die wie Bausteine hinzugefügt wurden, denken wir heute, dass das Gehirn wuchs und dadurch eine komplexere Rechenleistung entwickelte, anstatt, dass später einfach separate Gehirne hinzugefügt wurden. Wir wissen das, weil das Gehirn am besten als vollständige Struktur funktioniert und jeder Bereich in einem Gehirn integriert ist.

Es wird angenommen, dass im Laufe der Evolution das Mitterhirn und das limbische System die ersten Gehirnerweiterungen gewesen sind[a]. Diese Bereiche sind unter anderem für Emotionen, Motivation und Langzeitgedächtnis wichtig und waren essentiell, als wir lernten, soziale Verbindungen herzustellen und Zivilisationen und Gemeinschaften aufzubauen, die uns halfen, mit anderen Menschen zu leben und die Welt um uns herum zu verstehen.

Später dann, entwickelte sich der Neokortex. Dies ist der äußere Teil unseres Gehirns, mit den ganzen Falten (Gyri), die Sie vielleicht auf Bildern des Gehirns gesehen haben. Diese Gyri helfen, die Oberfläche des Gehirns zu vergrößern, um

---

[a] Der Begriff limbisches System selbst wird in den Neurowissenschaften heftig diskutiert, weil niemand entscheiden kann, welche Teile einbezogen werden sollen. Wir werden es aber vorerst einfach das limbische System nennen und uns nicht zu viele Sorgen darüber machen.

mehr Neurone in jeden Bereich packen zu können und somit unsere kognitiven Prozesse zu verbessern, was uns intelligenter macht. Der Neokortex ist für vieles verantwortlich, wie unsere bewussten Gedanken und die Planungs- und Denkfähigkeiten, die das menschliche Gehirn dem anderer Tiere überlegen macht. Aus diesem Grund wird oft gesagt, dass unser Neokortex unsere grundlegenden Instinkte und Emotionen außer Kraft setzen kann. Sie können sich das ein wenig wie einen ewig nörgelnden Freund vorstellen, der denkt, dass er immer Recht hat (und normalerweise hat er das auch). Er versucht, Sie dazu zu bringen, tief durchzuatmen, sich zu entspannen und über Dinge nachzudenken, bevor Sie Ihrem ersten Instinkt folgen. In Wirklichkeit, obwohl dieser nörgelnde Freund das letzte Wort hat, ist jede Region unseres Gehirns mit den Bereichen um sie herum gut verbunden. Das bedeutet, dass es kein primitives Gehirn gibt, das nur erste Anweisungen gibt und Gedanken auslöst, bevor diese schnell vom gesamten Gehirn integriert werden.

Viele Jahre lang dachten Wissenschaftler, dass dieser Neokortex das ist, was den Menschen als die "alldominierende" Spezies auszeichnet, weil sich all die wirklich intelligenten Bereiche unseres Gehirns im Neokortex befinden.

Neurowissenschaftler glaubten einst, dass ein großer Neokortex unsere Intelligenz schuf und dafür verantwortlich ist, dass wir Menschen so sind, wie heute sind. Tatsächlich haben aber auch auch andere Säugetiere einen Neokortex. Selbst die absolute Größe des Gehirns ist beim Menschen nicht besonders groß, nicht, wenn man es mit dem eines großen Säugetiers wie dem des Wals vergleicht. Was den Menschen jedoch auszeichnet, ist das Verhältnis von Gehirngröße zu

Körpergewicht: Menschen haben ein Verhältnis von 1:50, was bedeutet, dass unser Körper 50-mal mehr wiegt als unser Gehirn (etwa 1,4 kg).

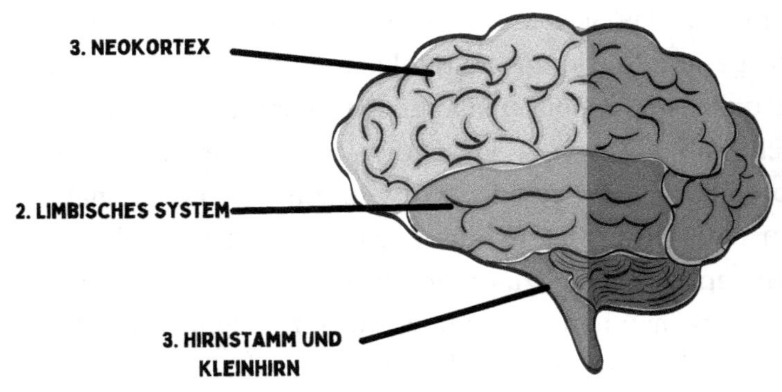

Das Gehirn entwickelte sich zu einem komplexeren Organ, in dem verschiedene Regionen miteinander verbunden sind und Informationen integriert werden.

Das ist bemerkenswert, weil es zeigt, dass bei uns das Gehirn einen großen Teil unseres gesamten Körpergewichts einnimmt. Die meisten Säugetiere haben ein Verhältnis von etwa 1:180. Unser Gehirn ist also etwa fünfmal größer, als man von unserer Größe erwarten würde. Es ist die Organisation des Neokortexes, die mit Hilfe der Gyri geschafft wird, die erklärt, warum unser Gehirn und insbesondere unser Neokortex so beeindruckend ist.

Um einen Kontext dafür zu geben, wie weit wir von unseren wasserbewohnenden Vorfahren entfernt sind, wurde der Neokortex des modernen Menschen in etwa 200 verschiedene Bereiche unterteilt. Frühe Säugetiere mit wenig oder keinem Neokortex hätten 20, oder weniger, mit sehr schlechter Organisation gehabt.

Also zurück zum Reptiliengehirn, impulsiven Verhaltensweisen und Emotionen. Die frühen Neurowissenschaften - basierend auf MacLeans Ansicht - glaubten, dass das Reptiliengehirn und die anderen Gehirne unabhängig voneinander agieren. Wenn Sie ihrer Wut freien Lauf lassen, ist der reptilienartige Teil des Gehirns aktiv und, wenn Sie in den Kosmos schauen und existenzielle Fragen stellen, dann ist es der Neokortex. Heute verstehen wir, dass dies nicht ganz richtig ist. Da sich die Größe und Form unseres Gehirns nur mit dem Ziel, mehr Funktionen ausführen zu können, so verändert hat, sind alle Teile unseres Gehirns auf eine Weise verbunden, die in den 1960er Jahren nicht wirklich geschätzt wurde. Die Regionen innerhalb des Reptiliengehirns initiieren diese unmittelbaren Gedanken und Impulse, aber da das Gehirn als ganzes Organ funktioniert, dienen diese Gefühle dazu, einen größeren, ganzen Gehirneffekt auszulösen. Wie das Drehen des Zündschlüssels. Es kann den Motor starten, aber das Auto fährt nur los, wenn das gesamte Auto und der Fahrer (der Fahrer ist der Neokortex in dieser Analogie) zusammen arbeiten.

Selbst das Beispiel Wut ist eine sehr komplexe Emotion. Wut greift unter anderem auf unser Gedächtnis zurück sowie zukünftige Prognosen, den Zusammenhang und physiologischen Belastung. Es wäre zu einfach zu sagen: "Mein Reptiliengehirn hat mich dazu gebracht, es zu tun". Das frühe Drei-Gehirn-Modell ist jedoch auch nicht ganz falsch. Es ist möglich, grundlegende Triebe wie Hunger, Gefahr und negative Emotionen zu ignorieren, indem weitere Überlegungen und Zusammenhänge mit einbezogen werden.

Die Reptilienhirnregionen haben die gleichen primitiven Aufgaben, die sie in der Evolution gehabt haben, aber sie sind zu sehr mit anderen Hirnregionen verbunden, um alleine zu handeln. Also ja, wir haben diese älteren Teile unseres Gehirns, die Grundfunktionen des Lebens steuern, aber sie haben sich zu einem modernen Gehirn entwickelt.

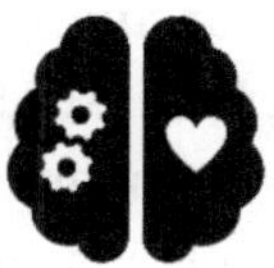

Was macht Cannabis eigentlich mit meinem Gehirn und sollte ich mir Sorgen machen?

Alle Drogen und Medikamente sind in irgendeiner Weise schädlich. Nicht nur diejenigen, die wir für den Freizeitgebrauch einnehmen, sondern auch diejenigen, die in einem Labor entwickelt, von Pharmafirmen hergestellt und von Ihrem Arzt verschrieben werden. Drogen, die von Pflanzen stammen, wie Cannabis, enthalten eine Vielzahl chemischer Komponenten und wir wissen nicht wirklich, wie viele davon für ihre Wirkung wichtig sind (aber das ist Teil des Vernügens der Wissenschaft - es gibt immer mehr herauszufinden).

Cannabis, insbesondere THC (Tetrahydrocannabinol, die primäre psychoaktive Verbindung in der Cannabis sativa Pflanze), bindet an Rezeptoren im ganzen Körper - die CB_1- und CB_2-Rezeptoren. CB_2-Rezeptoren befinden sich auf Immunzellen und Mikroglia, wo sie Entzündungsreaktionen reduzieren können. Wenn wir über die Wirkung von Cannabis sprechen, sprechen wir aber normalerweise darüber, was passiert, wenn THC an die CB_1-Rezeptoren im Rückenmark und Gehirn bindet. Hier werden die Wirkungen von THC von der Person, die Cannabis konsumiert, am ehesten bemerkt. Die CB_1-Rezeptoren sind auch für die Appetitsanregung verantwortlich. Wenn Sie also mal Cannabis konsumiert haben und Fresssucht hatten, können Sie diesen kleinen CB_1-Rezeptoren danken. Interessanterweise ist man nicht hungrig, selbst wenn man Cannabis konsumiert, wenn man gleichzeitig die CB_1 Rezeptoren blockiert. Dieser Mechanismus wurde bei der Entwicklung des Medikaments *Rimonabant* zur Bekämpfung von Fettleibigkeit ausgenutzt.

Zurück zur vorliegenden Frage und was die Forschung uns dazu sagt. Ist Cannabis insgesamt gut, schlecht oder irgendwo dazwischen? Die Antwort liegt tatsächlich irgendwo dazwischen. Cannabis und seine Auswirkungen auf das Gehirn wurden viel untersucht, aber es ist schwierig, die Ergebnisse verschiedener Studien miteinander zu vergleichen. Sie verwenden verschiedene Altersgruppen und unterschieden sich in der untersuchten Bevölkerungsgruppe und Studienteilnehmerzahl. Einige der Teilnehmer werden zuvor Drogen konsumiert haben, während andere noch nie in ihrem Leben irgendwelche berührt haben. Das bedeutet, dass es schwierig ist, eine konkrete Antwort zu bekommen, und natürlich denkt jeder Wissenschaftler, dass seine eigenen Forschungsergebnisse die Richtigen sind. Aus diesem Grund kann die Antwort ein wenig unklar sein, je nachdem, welche Studie Sie lesen. Es ist jedoch allgemein anerkannt, dass Canabis-Rauchen in jungen Jahren eine schlechte Sache ist. Es reduziert Lern- und Gedächtnisprozesse im Gehirn und korreliert mit der Wahrscheinlichkeit, Symptome einer Psychose (eine Loslösung von der Realität) mit Halluzinationen und Wahnvorstellungen im Erwachsenenleben zu entwickeln.[2] Es ist jedoch umstritten, ob es Cannabis selbst ist, das die Psychose auslöst. Einige Menschen entscheiden sich, die Symptome selbst (mit anderen Medikamenten) zu behandeln, was ebenfalls zu einer Psychose führen könnte.

Die Verbindung zwischen Cannabis und Psychosen ist jedoch nicht nur auf das Alter zurückzuführen. Es gibt auch eine genetische Komponente, was bedeutet, dass Ihre Gene Sie anfälliger für schwere Symptome von Cannabis machen kann. Da Cannabis und alle zweckentfremdeten Drogen das Dopaminsystem beeinflussen, entwickeln Menschen mit einer genetischen Veränderung an einem der Dopaminrezeptoren fünfmal häufiger eine Psychose.[3] Obwohl noch einiges unklar ist, scheinen die Dopaminwege des Gehirns (die *mesolimbischen* und *mesokortikalen* Wege für diejenigen von Ihnen, die interessiert sind) für viele Symptome, die während der Schizophrenie auftreten, wie z. B. Halluzinationen, verantwortlich zu sein. Da wir über widersprüchliche Ergbnisse sprechen wollen, sollte erwähnt werden, dass es nach wie vor umstritten ist, wieviel Dopamin beim Konsum von Cannabis im Gehirn freigesetzt wird und welche Rolle es bei der Entstehung von Symptomen spielt.

Die Auswirkungen des Cannabiskonsums enden jedoch nicht hier. Wissenschaftler haben gezeigt, dass das Gehirn sehr hart arbeiten muss, um ein normales Aufmerksamkeitslevel aufrecht zu erhalten, während man Cannabis einnimmt (dies mag wenig überraschen). Cannabiskonsum erhöht die Aktivität in den Aufmerk-samkeitszentren unseres Gehirns und reduziert die Aktivität in den Gedächtniszentren.[4] Erhöhte Gehirnaktivität mag wie eine gute Sache klingen, aber in Wirklichkeit belastet es das Gehirn. Wenn wir dazu aufgefordert werden, eine Aufgabe auszuführen, muss es muss härter arbeiten, um das notwendige Konzentrationsniveau (typischerweise weniger als normal) zu erreichen als das Gehirn einer Person, die nicht unter dem Einfluss von Cannabis steht.

Vielleicht ist Cannabis ein kniffliges Thema, aber Cannabidiol ist gut für mich, oder?

Cannabis hat seine guten Seiten, aus streng neurowissenschaftlicher Sicht natürlich **Hust-Hust**. Seit den 1970er und 1980er Jahren haben Wissenschaftler darauf bestanden, dass Cannabis verwendet werden könnte, um Menschen mit Angstzuständen und Depressionen zu helfen oder vielerlei Arten von Schmerzen zu behalndeln. Heute wissen wir, dass viele der Vorteile auf das *Cannabidiol* in der Cannabispflanze zurückzuführen sind.

Cannabidiol oder CBD macht etwa 20-40% der Cannabisextrakte aus und wird mit vielen seiner Vorteile verbunden, wie z. B. hemmt es Entzündungen, verbessert Schlaf und reduziert das Außmaß von Schlaganfällen.[5] Zahlreiche Tier- und Humanstudien haben auch gezeigt, dass CBD hilfreich sein kann für Menschen, die an verschiedenen Arten von Schmerzen leiden. Neuropathische Schmerzen (Schmerzen die mit Nervenverletzungen verbunden sind), Krebsschmerzen und sogar Schmerzen, die während anderer neurologischen Störungen wie z. B. Multipler Sklerose (einer entzündlichen Erkrankung des Gehirns) auftreten, können nachweislich mit CBD vermindert werden.

Einer der wichtigsten Bereiche, in denen CBD eingesetzt wird, ist die Behandlung von Stimmungsschwankungen. CBD kann Angstzustände reduzieren, indem es die Signale zwischen den Angst- und Logikzentren des Gehirns verändert (Signale, die von der Amygdala zum präfrontalen Cortex (PFC) und zum anterioren cingulärem Cortex (ACC) gehen). Wenn CBD in Ihr Gehirn gelangt, verhält es sich ein wenig so, als würde der Lehrer den ungezogenen Kindern sagen, dass sie aufhören sollen, zu sprechen. Diese Hirnarealen müssen nun ihre Konversation einschränken, was dazu fürt, dass das Angstzentrum ruhig ist und die logischen Bereiche übernehmen. Das verändert die Art und Weise, wie das Gehirn Angst wahrnimmt. Sie wird von einem gruseligen Ereignis in eine beängstigende, aber sichere Beobachtung herunterspielt. Neuere Studien haben gezeigt, dass CBD auch bei sozialen Angststörungen von Vorteil sein könnte.[6] Da CBD die emotionalen Teile unseres Gehirns, insbesondere diejenigen, die mit Eigenwahrnehmung zu tun haben, zu beruhigen scheint, wird unser Gehirn in stressigen Situationen wie Vorträgen weniger mit Gedanken darüber, wie sich das Publikum uns gegenüber fühlt, belastet und das verringert unser Gefühl der Angst.[7]

Dies ist besonders interessant, wenn man in Betracht zieht, dass der Einsatz von CBD als Medikament für Menschen mit angstbedingten Verhaltensweisen (*posttraumatischen Belastungsstörungen,* PTBS) diskutiert wird. Die Wirkung von CBD ist so beeindruckend, dass der Körper auch seine eigene Version des CBD, sogenannte *Anandamide*, herstellt. Diese werden aus unseren Gehirnzellen freigesetzt, um andere Gehirnsignale zu dämpfen. Das Gehirn von Menschen mit PTBS hat weniger Anandamide, was bedeutet, dass das Potenzial für eine Überaktivierung der Stress- und Angstwege größer ist, weil das Gehirn diese Botschaften nicht einschränken kann. Deshalb kann Cannabis in kleinen Dosen manchmal die Symptome von PTBS verbessern.

Das zeigt, dass die Datenlage bezüglich einiger der spezifischen Umstände wie Cannabis das Gehirn direkt beeinflussen kann, nach wie vor unklar ist. Wenn es als Erwachsener unter ärztlicher Aufsicht eingenommen wird, kann es viele positive Auswirkungen auf das Gehirn haben und Menschen helfen, die in anderen Therapien keine Linderung finden.

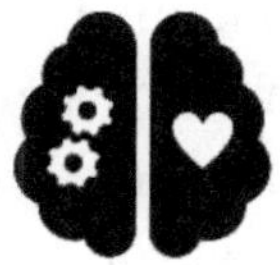

Warum scheinen wir mit einigen Leuten zu klicken und werden sofort Freunde?

Haben Sie jemals eine neue Person kennengelernt und es geschafft, ein Gespräch zu beginnen, das sich anfühlte, als ob Sie sich schon seit Jahren kennen? Nein? Ich auch nicht! Aber das passiert einigen der kontaktfreudigeren Menschen unter uns. In Anbetracht all der Menschen, mit denen wir täglich interagieren, sei es bei der Arbeit, in der Schule oder einfach unterwegs, treffen wir manchmal jemanden, mit dem es einfach "klick" macht. Das Gespräch fließt, Sie sind beide an den gleichen Dingen interessiert, und, Sie können fast vorhersagen, was der andere sagen wird.

In der Sozialpsychologie wird dies mit einer Kombination aus Dingen wie unserer Körpersprache, Mimik, Augenkontakt und natürlich einem allgemeinen Interesse an der Person erklärt. All dies ist richtig, aber Neurowissenschaftler konnten es noch nie im selbst Gehirn beobachten. Bis jetzt!

Vor einigen Jahren gelang es einem Forschungsteam unter der Leitung des Neurowissenschaftlers Miguel Nicolelis, das Gehirn zu beobachten, während diese soziale Verbindung stattfand und beschrieb, was wirklich vor sich geht.[8] Es stellt sich heraus, dass sich die Aktivität unseres Gehirns verändert und Gehirnwellen erzeugt, die mit denen, die vom Gehirn der anderen Person erzeugt werden, übereinstimmen. Dieser Effekt wird als *Kopplung* bezeichnet. „Neurokopplung" erklärt, wie sich unser Gehirn mit denen anderer Menschen in sozialen Situationen in Einklang bringt (synchronisiert) und, warum wir mit manchen Menschen besser klicken als mit anderen. Wenn man während dieses Vorganges in die Köpfe der Protagonisten gucken würde, würde man Gehirne sehen, die fachmännisch soziale Hinweise wie Körpersprache und Gesichtsausdrücke des Gegenübers widerspiegeln und ähnliche Gehirnaktivitätsmuster erzeugen. Das macht das Gespräch und die Interaktion viel angenehmer, vor allem wenn Sie bereits ein gesundes Interesse aneinander hatten.

Wenn Leute also das nächste Mal sagen, dass sie auf der gleichen Wellenlänge sind wie Sie, haben sie vielleicht Recht!

Das Forschungsteam, dass diese Gehirnsynchronisation untersucht, plant, Sportteams, Musiker, Zuschauer und andere Gruppen zu beobachten, die die gleiche Aufgabe erfüllen, um zu sehen, wie das Synchronisieren aller Gehirne den Menschen hilft zusammenzuarbeiten.

Wie können Sie diese Synchronisierung mit jemandem erreichen?

Soziale Hinweise wie unsere Körpersprache sind notwendig dafür, dass sich unser Gehirn mit Anderen synchronisiert und MRT-Scans zeigen, wie wichtig Augenkontakt ist, um unserem Gehirn dabei zu helfen. Augenkontakt führt zu einer Gehirnaktivierung, deren Außmaß größer ist, als fast jeder andere soziale Hinweis.[9] Das wissen wir, weil das bloße Betrachten eines Bildes von einem Auge, nicht die gleiche Reaktion im Gehirn auslöst – es braucht wirklich das soziale Element.

Wie Sie vielleicht erwarten, kann eine Synchronisierung auch auf andere Weisen erreicht werden. Verbale Kommunikation, ein nettes Gespräch, synchronisiert Ihr Gehirn teilweise mit dem der Person, mit der Sie sprechen. Nonverbale Kommunikation, Mimik und Handgesten, tragen auch zur Synchronisierung bei. Wenn die andere Person eine identische emotionale Reaktion auf das, was Sie sagen, hat (sie muss an dem, was Sie sagen, interessiert sein), hilft das bei der Synchronisierung. Synchronisierung geht verloren, wenn die Person eine Sprache spricht, die Sie nicht verstehen.

Ich habe gehört, dass Spiegelneuronen in sozialen Situationen helfen können, aber was sind sie?

Der Kopplungseffekt zwischen zwei Gehirnen wird noch untersucht, aber er ist wahrscheinlich auf *Spiegelneurone* zurückzuführen. Spiegelneurone werden in den Neurowissenschaften ein bisschen wie die Zahnfee behandelt. Es gibt Hinweise für ihre Existenz (leider kein Zahnfeengeld), aber Wissenschaftler zweifelten lange daran, dass es sie wirklich gibt. Noch heute, wird kräftig darüber diskutiert, was diese Spiegelneurone tatsächlich tun.

Spiegelneurone wurden erstmals 1992 beschrieben. Italienische Forscher fanden, dass das Ausführen einer motorischen Aktivität wie z. B. das Greifen eines Objektes oder die Nahrungsaufnahme, den *prämotorischen Cortex* des Gehirns eines Makakenaffen aktivierte.[10] Das scheint offensichtlich, aber es kommt noch mehr. Das Überraschende war, dass derselbe Bereich des Gehirns aktiv wurde, wenn der Affe einen anderen Affen beobachtete, der diesselbe Aufgabe erfüllte. Es schien, alsob das Gehirn die Aufgabe durch eine psychische Verbindung (die es natürlich nicht gab) selbst erlebte. Der Begriff Spiegelneuronen wurde eingeführt und beschreibt Neurone, die aktiver sind, wenn man etwas beobachtet, anstatt es selbst zu tun. Neurowissenschaftler schlugen schnell vor, dass diese Spiegelneuronen notwendig wären, um von dem, was man beobachtet, zu lernen, wie man etwas tut und es genauso tut wie Andere. Kurz darauf begann die Suche nach diesen mysteriösen Spiegelneuronen im menschlichen Gehirn.

Eine Zeit lang glaubten viele Wissenschaftler nicht, dass der Mensch Spiegelneurone hat und, dass wir uns zu weit entwickelt haben, um sie zu brauchen (wahrscheinlich ein wenig arrogant von uns). Aber dann haben wir angefangen die Gehirnaktivität von Menschen zu untersuchen, die anderen dabei zusahen eine Aufgabe auszuführen. Funktionelle MRT-Scans (fMRT, Magnet-Resonanz-Tomografie) zeigten, dass beim Menschen die gleichen Spiegelneuronen wie bei den Affen existieren. Als die Suche fortgesetzt wurde, fand man sie in vielen Gehirnbereichen z. B. im Kleinhirn (Feinmotorik), dem visuellen Cortex (Dinge sehen) und dem limbischen System (Emotionen).[11]

Warum gibt es sie in diesen Bereichen des Gehirns? Obwohl einige Wissenschaftler immer noch nicht überzeugt sind, glauben viele, mich eingeschlossen, dass Spiegelneurone uns empatisch machen und es uns ermöglichen soziale Verhaltensweisen basierend auf unseren Beobachtungen von Gesichtsausdrücken und Emotionen anderer Menschen zu vermitteln. Sie sind wahrscheinlich auch daran beteiligt, dass sich unser Gehirn mit anderen synchronisiert, insbesondere wenn sie positive Emotionen wie Lächeln und Lachen widerspiegeln; Dinge, die nachweislich soziale Verbindungen stärken. Es ist diese Anteilnahme, die erklärt, warum wir mit anderen Menschen "Klick machen" und, warum sich unsere Gehirnaktivität synchronisiert. Wenn die Spiegelneurone beider Gehirne sich der vielen sozialen Hinweise wie Augenkontakt bewusst sind, besteht eine höhere Wahrscheinlichkeit, dass eine Kopplung stattfindet und wir den besten Freund fürs Leben finden.

Die Beteiligung von Spiegelneuronen an emotionalen Reaktionen führte dazu, dass einige Wissenschaflter spekulieren, dass Autismus-Spektrum-Störungen, bei der Personen Schwierigkeiten haben mit anderen zu interagieren, auf beschädigte oder unterentwickelte Spiegelneuronen zurückzuführen ist.[12] Kann eine Person die Mimik und das soziale Verhalten anderer Menschen nicht richtig deuten, würden wir erwarten, dass das Gehirn nicht weiß, welche Anweisungen es für soziales Verhalten geben soll – aber wir brauchen mehr Studien, um dies besser zu verstehen.

Hinzu kommt, dass selbst wir Neurowissenschaftler noch kein Spiegelneuron aus der Nähe gesehen haben. Gehirnscans wie fMRT sind momentan unsere einzige Methode Spiegelneurone zu erfoschen, und so bleiben viele Fragen unbeantwortet. Unterscheiden sie sich irgendwie von anderen Neuronen in ihrer Form, in ihren Verbindungen oder Rezeptoren? Sind es normale Neurone, die gleichzeitig als Spiegelneurone fungieren? Wann entwickeln sie sich und verlieren wir sie mit zunehmendem Alter? Das Geheimnis geht weiter.

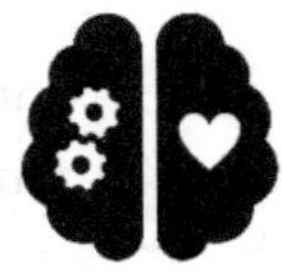

Beeinflusst das Erlernen zusätzlicher Sprachen andere Gehirnfunktionen und das Gedächtnis?

Diejenigen unter Ihnen, die sich durch die scheinbar endlose Zahl neuer Wörter und grammatikalischer Regeln gekämpft haben, um eine neue Sprache zu lernen, können bestätigen, dass das Gehirn hart arbeiten muss, um sich an alles zu erinnern. Es stellt sich heraus, dass das Gehirn sogar Überstunden macht, um eine Fremdsprache zu lernen. Es muss die Verbindungen zwischen Gehirnregionen verbessern und beginnt, zusätzliche Gehirnzellen zu schaffen, um mit dieser neuen Welt Schritt zu halten.

Eine Sprache sprechen ist ein sehr komplexer Prozess. Es müssen Sätze formuliert werden, die Bedeutung und der Zusammenhang von Wörtern verstanden, gelesen, geschrieben, und neue Klänge gehört werden. Das Gehirn organisiert all dies in einem fließenden Gespräch, damit wir darauf zurückgreifen können, wenn wir es brauchen. Es gibt Gehirnbereiche, die ganz der Sprache gewidmet sind. Das sind z. B. das *Broca-Areal* (auch *Broca'sche Sprachregion*), das Sprach- und Satzstrukturen produziert, damit wir effektiv kommunizieren können; das *Wernicke Areal*, das uns hilft, die Bedeutung hinter den Wörtern zu verstehen; und den *Gyrus angularis* (eine besonders „winkelige" Gehirnfalte), der dafür verantwortlich ist, dass wir die Konzepte hinter den Wörtern selbst verstehen. Diese Bereiche befinden sich irgendwo in der Mitte des Gehirns und arbeiten mit vielen anderen zusammen, damit wir frei sprechen und unsere inneren Gedanken ausdrücken können.

Bei Menschen, die eine andere Sprache sprechen können, sind mehrere Gehirnregionen verändert. Das sind Bereiche, die eine wichtige Rolle beim Sprechen spielen und sich im Frontallappen hinter der Stirn (wie PFC und ACC) und einem Bereich, der als *Gyrus supramarginalis* bezeichnet wird, befinden. Sie verknüpfen Wörter mit ihrer Bedeutung und dem Zusammenhang. Diese Sprachzentren verbinden sich mit Gedächtnisregionen, um die sich and alle potenziellen Wörter zu erinnern und dem Frontallappen, der die Wortwahl überprüft und sicherstellt, dass sie unsere Gedanken richtig widerspiegeln. Als jemand, der versucht, andere Sprachen zu lernen (Betonung auf versucht), denke ich oft intensiv darüber nach, was ich sagen möchte. Wenn dies geschieht, denkt mein Gehirn, dass es eine tolle Gelegenheit scheinbar zufällige Wörter aus meinem Gedächtnis aufzurufen. Dadurch dauert es lange, bis sich ein kompletter Satz in meinem Gehirn bildet und ich sehe während dieses Prozesses sicherlich auch albern aus. In Wirklichkeit versucht mein Gehirn aber nur, das richtige Wort mit dem richtigen Kontext für das, was ich sagen möchte, abzugleichen, - ein Vorgang, der für mein Gehirn ein richtiges Workout ist.

PFC und ACC arbeiten hart im Gehirn, wenn Sie eine zweite Sprache sprechen. Sie überwachen kontinuierlich, was Sie sagen und helfen Ihnen, die richtigen Wörter zur richtigen Zeit und in Ihrer bevorzugten Sprache auszuwählen. Aus diesem Grund zeigen Gehirnscans, dass diese Bereiche bei Menschen, die mehr als eine Sprache sprechen, vergrößert und besser mit den umgebenen Regionen verbunden sind. MRT-Scans zeigen, dass zweisprachige Gehirne (von Menschen, die zwei Sprachen sprechen) mehr graue und weiße Substanz haben, was nur eine fachmännische Art ist zu sagen, dass das Gehirn mehr Neurone hat. Sie arbeiten hart und brauchen daher zusätzliche Unterstützung. Das Gehirn versucht, die neuen Wörter mit neuen Bedeutungen zu verbinden und braucht deshalb mehr und besser verbundene Neurone (denken Sie daran, dass diese Verbindungen Synapsen sind, die zu anderen Neuronen gehen, um dem Gehirn zu helfen, Erinnerungen und Assoziationen zu bilden).

All dies bedeutet, dass die Gehirne zweisprachiger Menschen ein wenig anders sind, und das spiegelt sich auch dann wieder, wenn solche Menschen gebeten werden, kognitive Aufgaben auszuführen. Menschen, die eine zweite Sprache sprechen, sind im Allgemeinen besser bei höheren kognitiven Funktionen wie *task-switching* (wörtlich Aufgabenwechsel), was im Grunde genommen das gleiche wie Multitasking ist, und scheinen bessere soziale Fähigkeiten und Empathie gegenüber anderen zu haben.[13] Das liegt höchstwahrscheinlich daran, dass die Schwierigkeiten, die mit dem Erlernen einer neuen Sprache verbunden sind, einem helfen, andere in ähnlichen Situationen besser zu verstehen. Es ist vermutlich auch darauf zurückzuführen, dass man sich durch eine Sprache auch mit neuen Kulturen und Traditionen auseinandersetzt, was hilft, bessere Einsichten, Empathie und soziale Fähigkeiten aufzubauen. Es ist noch unklar, ob das Erlernen von mehr als zwei Sprachen diese Effekte noch vergrößert, aber es wäre nicht verwunderlich, zusätzliche Verbesserungen bei denen zu sehen, die mehr als zwei Sprachen lernen.

Sprache und Alter

Lange Zeit galt es als sehr unwahrscheinlich, dass jemand eine Sprache im Erwachsenenalter erlernt oder gut darin ist. Man war der Ansicht, dass Sprachen im jungen Alter gelernt werden müssen, wenn sich das Gehirn noch entwickelt (obwohl sich das Gehirn bis Mitte-Ende 20 weiterentwickelt). Heute verstehen wir, dass das nicht der Fall ist, und Sie in jedem Alter ein ausgezeichneter Sprachschüler sein können. Der Vorteil eine Sprache als Kind zu lernen ist, dass Kinder eine Umgebung und eine Familie haben, die sie ermutigt, jeden Tag zu üben. Selbst der engagierteste Erwachsene würde solch ein vollständiges Eintauchen in eine neue Sprache ein wenig intensiv finden. Die Wahrheit ist aber, dass das Gehirn in der Lage ist zu lernen, selbst wenn es ein voll entwickeltes erwachsenes Gehirn ist.

Es kann sich lohnen, eine Sprache als Erwachsener zu lernen. Wenn nicht für die Erfahrungen, die das mit sich bringen kann, dann dafür, das Altern des Gehirns zu verlangsamen und Dinge wie die Alzheimer-Krankheit zu verhindern. Wenn diese Art von Neurodegeneration bei zweisprachigen Menschen auftritt, werden Neurone immer noch beschädigt und verlieren an Funktionalität wie bei jedem anderen, aber die Symptome (wie z. B. Vergesslichkeit) sind weniger schwerwiegend. Es wird geschätzt, dass das Lernen zusätzlicher Sprachen einige der Symptome um mindestens fünf Jahre verzögern kann.[14] Darüber hinaus können zusätzliche Sprachen Menschen auch helfen, die Prognose nach einem Schlaganfall zu verbessern, insbesondere in Bezug auf Aufmerksamkeits- und Gedächtnisfunktion.[15] Vermutlich sind die Symptome deshalb weniger schwerwiegend, weil das Gehirn mehr Neurone (und Verbindungen) in den

Gedächtnisregionen des Temporallappens hat, sodass das Gehirn mehr Funktionalität aufrecht erhalten kann, wenn es geschädigt wird.

Wenn Sie jemals einen Grund brauchten, eine neue Sprache zu lernen, haben Sie jetzt einen. Let's go!

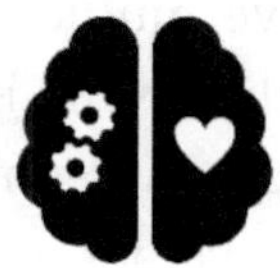

Warum werden wir nach Dingen süchtig?

Was ist Sucht? Wenn Wissenschaftler über Sucht sprechen, bedeutet dies im Allgemeinen, dass jemand zwanghaft nach Drogen[a] sucht und sie, unabhängig von den negativen Folgen, die sich daraus ergeben, einnimmt. Es ist eine langfristige Störung, die stark von unseren Emotionen und Erfahrungen beeinflusst wird, wodurch sie zu einem sehr ernsten Zustand wird. Die Vorgänge, die zu Sucht und letztendlich zu Toleranz führen (der Körper hat sich an die Drogen gewöhnt), sind wirklich komplex, aber die folgenden Seiten geben einen guten Überblick über einige der wichtigsten Dinge, die passieren. Es ist wichtig, im Kopf zu behalten, dass Sucht viele verschiedene Teile unseres Gehirns, soziale Hinweise und Lebensgewohnheiten betrifft.

Aus der Sicht des Gehirns brauchen wir als Menschen bestimmte Dinge, um am Leben zu bleiben. Dazu gehören Nahrung, Wasser, ein Partner und Sicherheit. Wenn wir diese Dinge bekommen, setzt unser Gehirn Dopamin frei, damit wir uns gut fühlen. Diese Kombination – ein gutes Gefühl, wenn unser Handeln dazu führt, dass wir etwas Wichtiges bekommen - lockt uns. Da wir uns gerne gut fühlen, wollen wir es wieder tun und das verstärkt diese Verhaltensweisen. Etwas Ähnliches passiert, wenn wir etwas Einzigartiges und

[a] Wir können von fast allem abhängig sein, von Kaffee, Drogen, Nikotin und Alkohol bis hin zu Glücksspiel und sozialen Medien. Solange wir (wenn auch nur scheinbar) einen gewissen Nutzen daraus ziehen, will das Gehirn mehr.

Aufregendes erfahren, vermutlich weil es für uns aus evolutionärer Sicht nützlich sein könnte, etwas Neues zu finden. Dieses Dopaminsystem nennen Neurowissenschaftler das *Belohnungssystem.* Leider nutzen Drogen dieses *Belohnungssystem* aus, was letztendlich zu einer Sucht führt.

Dopamin

Sie haben vielleicht schon einmal von Dopamin gehört, dass oft als "Glückshormon" bezeichnet wird. Wenn wir Drogen (Kokain, Opiate, Alkohol, Nikotin, Amphetamine usw.) einnehmen, wird Dopamin von bestimmten Neuronen im Gehirn freigesetzt, wodurch wir uns gut und euphorisch fühlen, was uns motiviert, diese Drogen erneut zu konsumieren. Dies ist der Fall, weil unser Gehirn seine Entscheidungen auf vergangene Erfahrungen und, wie wir uns dabei gefühlt haben, basiert. Wenn das Gehirn darüber nachdenkt, ob wir wieder "Freizeitdrogen" einnehmen sollten, fängt es an, andere Teilen des Gehirns in den Gedächtnis-, emotionalen und Vorhersagebereichen zu befragen.

Obwohl wir viel über Sucht verstehen, wissen wir nicht genau wie Dopamin unsere Emotionen beeinflusst. Es ist aber offensichtlich, dass unser Gehirn Drogen liebt. Beim Drogenmissbrauch wird bis zu 10-mal so viel Dopamin freigesetzt, verglichen mit natürlichen Belohnungen wie Nahrung. Interessanterweise ist dies vielleicht nicht in jedem Fall ganz richtig. Bei manchen Menschen kann Nahrung zusätzliches Dopamin freisetzen, weshalb einige Wissenschaftler vermuten, dass dies an Essstörungen und Fettleibigkeit beteiligt sein könnte.[16]

So, da nun wir wissen, was Dopamin tut, lassen Sie uns den Laborkittel anziehen und ein paar wichtige wissenschaftlichen Erkenntnisse diskutieren. Die wichtigsten Dopaminbereiche im Gehirn befinden sich im Mittelhirn direkt über den Ohren. Sie werden als *Area tegmentalis ventralis* und *Substantia nigra* oder kurz VTA und SN bezeichnet. Die Neurone der VTA haben lange Fortsätze in andere Bereiche des Gehirns, wie den nahe gelegenen *Nucleus accumbens*[b], eine Struktur, die eine wichtige Rolle im Belohnungssystem spielt. Es sind die Neurone im *Nucleus accumbens*, die durch Medikamente stimuliert werden und viel Dopamin freisetzen. Die Einnahme jeglicher Drogen aktiviert diese Neurone und erhöht so den Dopaminspiegel im Gehirn. Das verstärkt diese Verbindungen weiter und führt dazu, dass wir mehr Drogen wollen.

Denken Sie darüber nach, wie Sie einen Hund trainieren. Wenn der Hund das tut, was er soll, wie "Sitz" oder "Bring mir ein kaltes Bier", dann geben Sie ihm ein Leckerli, um dieses Verhalten zu verstärken. Unser Gehirn macht dasselbe, nur sind wir in diesem Szenario der Hund und Dopamin der Leckerbissen.

Das ganze Gehirn

Also, wenn wir Drogen nehmen , wird Dopamin freigesetzt, und was dann? Sucht ist eine Kombination von Handlungen, die ein Ziel verfolgen - mehr Drogen zu bekommen. Das

---

[b] Der Nucleus accumbens ist ein Teil des sogenannten mesolimbischen Systems (Die Wörter meso = Mitte und limbisch = Grenze beschreiben die Position des Systems in unserem Gehirn.). Haben Sie jemals Euphorie von Drogen erlebt? Wie Gehirnscans zeigen, kommt dieses Glücksgefühl wahrscheinlich von einer Überaktivität des mesolimbisches Systems.

bedeutet, dass nach dem initialen Drogensuchtverhalten andere Teile des Gehirns miteinbezogen werden. Dopamin führt also zur Sucht, aber dann muss unser süchtiges Gehirn muss einen Weg finden, das drogensuchende Verhalten, was zunächst freiwillig ist, zwanghaft zu machen (was uns zur klassischen Definition von Sucht bringt).

Der Hippocampus und die Amygdala werden ziemlich früh einbezogen. Sie koordinieren Gedächtnis und Emotionen und das führt zu sehr starken Gefühlen beim Drogenkonsum, die extrem schwer zu überwinden sind. Damit das Gehirn versteht, warum Drogen eingenommen werden müssen, erinnern sich diese beiden Bereiche gerne daran, wie gut es sich anfühlte, als wir das letzte Mal Drogen konsumierten. Da Amygdala und Hippocampus 5-Sterne für das Gefühl, was die Drogen auslösten, geben, wollen wir sie wieder verwenden. Auf diese Weise führt die Dopaminfreisetung, die durch Drogenkonsum ausgelöst wird, zu etwas, dass wir als konditioniertes Lernen bezeichnen. Es beschreibt, dass das Gehirn lernt, dass Drogenkonsum eine gute Sache ist, und lässt diesen im Laufe der Zeit wichtiger erscheinen, als er wirklich ist, was schließlich zu einer Priotisierung von Drogen führt.

Der Frontallappen, insbesondere der präfrontale Cortex (PFC) und der anteriore cinguläre Cortex (ACC), sind die Bereiche, die vorrangig für die Regulierung unserer kognitiven Kontrolle verantwortlich sind. Sie steuern unsere Gedanken darüber, wie großartig die nächsten Drogen sein werden und werden durch den Hippocampus und die Amygdala unterstützt. Gemeinsam erstellen sie eine Art Bericht darüber, warum es eine gute Idee ist, mehr Drogen zu konsumieren und legen diesen dem großen Boss, dem *orbitofrontalen Cortex* (OFC), vor. Dies ist ein kleiner Bereich, der hinter den Augen an der Vorderseite des Gehirns sitzt, und wichtige Entscheidungen trifft. Der OFC hat das letzte Wort darüber, was wir als nächstes tun sollten, und kombiniert alle vorherigen Botschaften miteinander, um zu entscheiden, ob wir wieder Drogen nehmen sollten.

Durch die Kombination all dieser Mechanismen bringen Drogen das Gehirn, einschließlich den OFC, dazu, schlechte Entscheidungen zu treffen. In einfacheren Worten, ist Sucht also die Verstärkung der Erinnerungen und Wünsche des Gehirns, während die Expertise und das Urteilsvermögen des OFC abgeschwächt werden. Drogen lassen das Gehirn denken, dass es ständig mehr von ihnen braucht.

Viele der Daten über das Dopamin-Belohnungssystem stammen aus herausragenden Studien von Wolfram Schultz, der in den 1990er Jahren die elektrischen Signale von Dopamin-Neuronen untersucht hat. Er war es auch, der herausfand, dass das Gehirn lernt, dass Drogenkonsum zur Freisetzung von Dopamin führt.[17] Wenn dies geschieht, werden wir beim nächsten Konsum Mal mehr Drogen brauchen, um das gleiche Dopaminhoch zu erzeugen. Auf diese Weise erzeugt das Gehirn eine Toleranz.

Nun, da wir verstehen, was für einen starken Einfluss Drogen auf das Gehirn ausüben, ist es leicht zu verstehen, dass wir alle süchtig werden können (und nicht nur nach Drogen). Es geht nicht darum, was wir wollen, sondern darum, dass unser Gehirn uns zwingt, Drogen über alles andere zu stellen, und uns der Fähigkeit beraubt, bessere Entscheidungen zu treffen.

Kann ich süchtig nach etwas Gutem sein?

Nun, da wir ein wenig mehr über das Belohnungssystem wissen, können wir es auch zu unserem Vorteil nutzen. Da das

Gehirn erstaunlich positiv auf Erfahrungen reagiert, die besser sind, als wir erwartet haben, können wir unsere eigenen Belohnungen schaffen. Stellen Sie sich vor, Sie gewinnen 20 Euro im Lotto. Es fühlt sich großartig an, nicht nur, weil Sie das zusätzliche Geld haben, sondern auch, weil Sie in Wirklichkeit nicht wirklich erwartet haben, zu gewinnen. Es ist fühlt sich an wie ein Überraschungssieg.

Wenn Sie also eine neue Sprache lernen (weil wir jetzt wissen, wie Belohnungen dem Gehirn helfen), belohnen Sie sich auf dem Weg. Vielleicht genießen Sie eine Schachtel Pralinen, von der Sie zufällig eine auswählen, einen Spaziergang nach draußen oder einen Bungee-Sprung von einer hohen Brücke. Dies wird Ihr Gehirn überraschen und die Dinge neu und aufregend halten. Wenn Sie besonders hart arbeiten, gönnen Sie sich eine bessere Belohnung. Ihr Gehirn wird schließlich Dopamin freisetzen, um über die Belohnung nachzudenken, und Sie werden sich großartig fühlen, wenn Sie die köstliche Schokolade genießen. Wenn Sie dieses Spiel weiter betreiben, werden Sie sich, zumindest in der Theorie, nicht nur bei der Belohnung, sondern auch beim Reiz, der zur Belohnung führt (dem Spache Lernen), großartig fühlen. So wird harte Arbeit dazu führen, dass Sie sich gut fühlen. Wissenschaftler haben auch gezeigt, dass Geld in unserem Gehirn als Belohnung wirkt.[18] Das mag offensichtlich klingen, aber aus evolutionärer Sicht war es ein ziemlich unerwarteter Befund.

Gibt es so etwas wie eine süchtige Persönlichkeit?

Es ist möglich, dass es einen Zusammenhang zwischen Drogenmissbrauch und unserem Erbmaterial (DNS) gibt, aber das ist noch recht unklar. Es wurde gezeigt, dass Süchtigkeit zu einem gewissen Grad vererbt werden kann. Die genetischen Veränderungen, die zur Sucht führen, werden jedoch im Allgemeinen nicht als etwas betrachtet, das über Generationen hinweg weitergegeben wird. Stattdessen tragen sie vermutlich zu unserer individuellen Persönlichkeit bei. Dies, gemeinsam mit unserem Lebensstil, sind Faktoren, die uns nachweisbar anfälliger machen, süchtig zu werden.[19] Eine genetische Komponente ist wahrscheinlicher für Kokain und andere vergleichbare Halluzinogene. Es ist jedoch sehr schwierig, die genetische Komponente zu verstehen, da nicht jeder, der Drogen konsumiert, süchtig wird. Darüber hinaus ist das Gehirn anfällig für zwei Arten von Einflüssen, die oft als Anlage (nature) und Umwelt (nurture) bezeichnet werden. Das bedeutet, dass neben unsem Erbmaterial (Anlage), dass unsere Zellen ausmacht und ihnen sagt, wie sie sich verhalten sollen, unser Lebensstil (Umwelt) oder die Interaktion zwischen den beiden eine Rolle spielen. Der Körper passt sich an und Veränderungen treten oft nach der Entschlüsselung des Erbmaterials auf, was wir als epigenetische Veränderungen bezeichnen.

Denken Sie an das Rauchen von Zigaretten. Wir alle kennen die Risiken, die mit dem Rauchen verbunden sind und zu Krebs führen. Die Chemikalien, die im Rauch enthalten sind, verändern einige Prozesse in unserem Körper und erhöhen die Wahrscheinlichkeit, an Krebs zu erkranken. Solche Einflüsse (der Umweltteil) sind nicht unbedingt in unserem Genmaterial festgeschrieben (obwohl einige Menschen anfälliger für solche Einflüsse sein können). Im Falle der Drogenabhängigkeit, können die Drogen selbst Veränderungen in unseren Gehirnzellen verursachen. Einige schalten Gene an oder aus (Gene sind kurze Abschnitte in unserem Erbmaterial, die für bestimmte Dinge kodieren). Dies beeinflusst die Produktion von Proteinen in den Neuronen, und damit , wie unser Körper auf Drogen reagiert. Dies wurde im Nucleus accumbens, einer Region, die am Dopamin-Belohnungsweg beteiligt ist, gezeigt.

Viele der Genveränderungen, die mit Sucht in Verbindung gebracht wurden, betreffen die Funktion von Neurotransmittern wie Dopamin und Serotonin.[c] Wir haben bereits darüber gesprochen, dass die Neurotransmitter-spiegel eine wichtige Rolle bei Suchtwegen spielen. In Kombination mit Verhaltensweisen und emotionalen Einflüssen aus unserer Umgebung kann dies dazu führen, das die Neurotransmitter aus der Kontrolle geraten. Das kann Suchtanfälligkeit und Verhalten wie Impulsivität beeinflussen.

Zusammengefasst können wir festhalten, dass Drogenabhängigkeit wohl eine genetische Komponente hat, aber, dass es mehr darum geht, wie wir individuell auf die Droge reagieren, als nur darum, was unser Erbmaterial sagt. Letztendlich spielen eine Reihe von Umwelteinflüssen eine Rolle, und wir können nur versuchen diese nach besten Kräften zu kontrollieren.

---

[c] Gene für Proteine, die Neurotransmitter abbauen (Monoaminoxidase A, MAOA und catechol-O-methyltransferase, COMT), transportieren (Serotonin transporter, SLC6A4) und binden (Rezeptoren wie z. B. für CRH, das sogenannte Corticotrophin-freisetzende Hormon) . COMT baut Dopamin, Noradrenalin und andere Katecholamine ab. Eine Veränderung des COMT-Gens an der 158. Position (Met158 und Val158 Varianten)-ist mit einem erhöhten Risiko für Methamphetamin- und Nikotinabhängigkeit verbunden.

Warum haben Menschen Entzugserscheinungen?

Jetzt wissen wir, wie Sucht beginnt – mit erhöhtem Dopamin, das andere Regionen aktiviert, um die Sucht am Laufen zu halten – warum haben Menschen Entzugserscheinungen, wenn sie aufhören, Drogen zu nehmen?

Entzugserscheinungen entstehen durch eine Kombination aus vielen verschiedenen Prozessen, einschließlich Toleranz und körperlicher Abhängigkeit. Während des Drogenmissbrauchs verändert sich der menschliche Körper immer so, dass ein Gleichgewicht, eine *Homöostase*, aufrecht erhalten wird. Wenn also die Dopaminspiegel (oder die anderer Neurotransmitter) im Gehirn ständig erhöht sind, versucht es, sich anzupassen und diese Werte auf ein Normalniveau zu reduzieren.[d]

Das gescheint zum Beispiel dadurch, dass das Neuron die Anzahl der Rezeptoren verringert, an die die Droge binden kann. Dadurch kann das Aktivierungsniveau der Zelle angepasst werden. Wenn es weniger weniger Rezeptoren gibt, finden die Drogen ein Neuron schwieriger und aktivieren es weniger. Aus diesem Grund benötigen Drogenabhänge im Laufe der Zeit mehr Drogen. Das das Gehirn gewönt sich an sie.

Das Problem bei der Suchterkrankten ist nun, dass das Gehirn große Mengen der Drogen und somit die Freisetzung großer Mengen der Neurotransmitter wie Dopamin, Serotonin und Noradrenalin erwartet. Das Gehirn kann sogar vorhersagen, wann Sie Drogen nehmen und die Körper-

---

[d] Nicht-neuronale Zellen wie Astrozyten können Dopamin aus der Synapse sammeln. Zelluläre Veränderungen in den Dopamin-Neuronen selbst können Autorezeptoren hochregulieren, die ihr eigenes Dopamin binden, um eine Rückkopplungsschleife zu bilden.

reaktion entsprechend anpassen (Zum Beispiel kann es dem Herzen sagen, dass es langsamer schlagen soll, wenn es denkt, dass die Drogen die Herzfrequenz erhöhen.). An diesem Punkt ist das Gehirn eine physisch drogenabhängig. Das bedeutet, dass das Gehirn so arbeitet, wie es tut, weil es die Droge *erwartet* und davon abhängig ist, dass sie konsumiert wird.

Wenn eine süchtige Person nun plötzlich aufhört, die Drogen zu nehmen, wird das dopaminerge System nicht mehr stimuliert. Darauf ist das Gehirn ist nicht eingestellt. In Vorbereitung auf die Drogenkonsumierung, reduziert das Gehirn sein Aktivierunsniveau, um die Homöostase aufrecht zu erhalten Wenn die Drogen dann aber nicht kommen, führt dies zu körperlichen Entzugserscheinungen.

Sie können sich das so vorstellen, alsob Sie auf einem Konzert sind und Ihre Lieblingsband auf der Bühne spielt. Sie ist berühmt, und haben im Laufe der Zeit gelernt, ein immer größeres Publikum zu erwarten (Toleranz). Die Band zahlt für die größte Arena des Landes, weil sie jedes Mal ausverkauft sind (Abhängigkeit). Wenn eine Person aufhört, Drogen zu nehmen (wenn die Fans nicht kommen), steht die Band alleine in einer gigantischen Arena und absoluter Stille.

Dies ist physische Abhängigkeit, weil die Band auf das Publikum angewiesen ist, um zum Spielen motiviert zu sein und die teuren Veranstaltungskosten zu decken. Wenn die Fans ausbleiben, ist die Band schlecht gelaunt, reizbar und nicht zum Spielen motiviert. Ganz wie Menschen, die mit Entzugserscheinungen zu kämpfen haben.

Etwas anders sieht es beim Drogenentzug von Opioiden aus. Diese Medikamente blockieren Rezeptoren (anstatt sie zu aktivieren), insbesondere in einem Bereich des Hirnstamms, der *Locus coeruleus* (LC) genannt wird. Dieser Bereich setzt Noradrenalin frei, um Dinge wie Atmung, Blutdruck und unser

Aufmerksamkeitsniveau zu regulieren. Da die Opioide Rezeptoren für Noradrenalin blockieren, muss der LC härter arbeiten, um diese Prozesse zu regulieren (ich meine, wir müssen atmen, oder?), was dazu führt, dass mehr Noradrenalin produziert wird. Das kann man damit vergleichen, wenn die Eingänge zum Konzert blockiert wären und die Fans nicht eintreten könnten, um die Band spielen zu hören. Die Band würde einfach die Lautstärke erhöhen, damit jeder, sogar die Leute, die draußen feststecken, sie hören kann. Das ist es, was der LC tut. Es verstärkt das Noradrenalin. Wenn nun keine Opioide zugeführt werden, und der LC weiterhin viel Noradrenalin produziert (die Band spielt weiterhin sehr laut), führt das zu einer Überaktivierung der Zielorgane, was mit Angstzuständen, Muskelkrämpfen und Magen-Darm-Problemen verbunden ist. Darüber hinaus führt es auch zu einem niedrigen Dopamingehalt, da Opioide auch mit dem bereits erwähnten dompaninergen System interagieren.

Irgendwann bemerkt das Gehirn aber, was vor sich geht, und arbeitet daran, die Rezeptorspiegel (und die vielen anderen Veränderungen) wieder neu anzupassen. In der Zwischenzeit ist der frontale Cortex, der Bereich, der stark an der Entscheidungsfindung beteiligt ist, überaktiv und das löst ein überwältigendes Verlangen nach Drogen aus, was es wahrscheinlicher macht, dass wir wieder zu den Drogen greifen. Da der frontale Cortex ist wichtig für diese Suchtattacken ist, kann man die Rückfallraten reduzieren, indem man den Neurotransmitter, der in diesem Bereich freigesetzt wird (Glutamat) blockiert.

Ein Rückfall wird durch die gleichen Gehirnsignale ausgelöst, die die Sucht in erster Linie verursachen, und von dem Wunsch, die Entzugssymptome zu stoppen. Diese Prozesse machen es schwierig, eine Sucht zu überwinden.[e]

[e] Das Blockieren von Glutamat hemmt unser Belohnungssystem und verstärkt die negativen Emotionen und Gedanken, die mit jedem Rückzug verbunden sind (durch die Verbindugen mit dem Nucleus Accumbens und der Amygdala). Serotonin und GABA (Gamma-Aminobuttersäure) spielen auch eine entscheidende Rolle in den neuronalen Schaltkreisen, die beim Entzug wichtig sind.

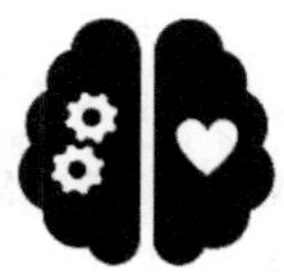

Warum wir unser Gedächtnis verlieren, wenn wir uns den Kopf stossen?

Mehr Fernsehshows und Filme, als ich gerne nennen würde, haben dies thematisiert, aber ist es wirklich wahr, dass man, wenn man sich den Kopf stößt, seine frischesten Erinnerungen vergisst, und sogar, wer man ist?

Spoiler-Alarm, letzteres nicht wirklich. Schwere Verletzungen (Traumata) des Kopfes und damit am Gehirn führen selten dazu, dass eine Person vergisst, wer sie ist. Es mag ein gutes Fernseh-Drama sein, aber es passiert im wirklichen Leben eher nicht. Obwohl Fernsehsendungen eine gewisse künstlerische Freiheit haben, ist es üblich, die Ereignisse zu vergessen, die zeitnah zur Kopfverletzung stattgefunden haben.

Ein *Schädel-Hirn-Trauma* oder SHT ist typischerweise mit einem gewissen Gedächtnisverlust verbunden. Gedächtnisverlust ist eine der häufigsten Beschwerden, die Menschen haben, und es kann eine Weile dauern, bis diese Erinnerungen zurückkommen. Meistens kehren die Erinnerungen an die tatsächliche Verletzung nie zurück.

Diese Art von Gedächtnisverlust wird als *retrograde Amnesie* bezeichnet, was beschreibt, dass man sich typischerweise nicht erinnern kann, was in den 6-24 Stunden vor der Verletzung passiert ist. Wenn der Kopf verletzt wird, erleidet das Gehirn innerhalb des Schädels einen physischen Schock, was dazu führt, dass Gehirnzellen absterben und die neuronalen Prozesse, die zur Bildung eines Langzeitgedächtnisses führen, verlangsamt ablaufen. Der Zelltod selbst ist weitgehend das Ergebnis einer Entzündung im Gehirn. Dies ist eine sekundäre Antwort auf die ursprüngliche Verletzung. Die Entzündung wird durch die Milliarden von *Mikrogliazellen,* die unter anderem als Immunzellen des Gehirns fungieren, ausgelöst und greift Neurone an. Dies stört die Prozesse, die im Gehirn stattfinden, damit es seine Arbeit erledigen kann. MRT-Scans von SHT-Patienten, die eine Amnesie erfahren, zeigen Schäden am Schläfenlappen und an Teilen des PFCs. Beide sind für die Erstellung und Speicherung von Erinnerungen wichtig.[20]

Menschen mit dieser Art von Hirnverletzung haben in einigen Fällen auch Schwierigkeiten, neue Erinnerungen zu bilden *(anterograde Amnesie),* vergessen Termine und Menschen, die sie zum ersten Mal treffen. Einige Neurowissenschaftler glauben, dass auch unser sogenanntes nicht-deklaratives (auch implizites) Gedächtnis, dass ist unser unterbewusstes Gedächtnis für das Erlernen von Fähigkeiten und Gewohnheiten ist, während eines SHTs beschädigt werden kann. Dies würde sich darin wiederspiegeln, dass Betroffene Schwierigkeiten haben, das Niveau ihrer Fähigkeiten beim Sport, Radfahren oder Malen, das sie vor der Verletzung hatten, zu erreichen. All diese Tätikeiten beruhen auf Bereichen des Gehirns, die sich am Hinterkopf befinden, wie z. B. dem Kleinhirn. Obwohl es Fakten gibt, die allerdings zumeist anekdotisch sind, konnte die Wissenschaft bisher nicht beweisen, dass dieser nicht-deklarative Gedächtnisverlust regelmäßig auftritt.[21]

Wenn Sie also Ihren Kopf kräftig stoßen, kann dies zu kleinen Schädigungen am Gehirn führen, die Sie daran hindern, Langzeiterinnerungen zu schaffen. Auch wenn Sie die verlorernen Erinnerungen vielleicht nie vollständig zurück erhalten, erholt sich das Gehirn und Sie können in kürzester Zeit wieder glückliche Erinnerungen schaffen.

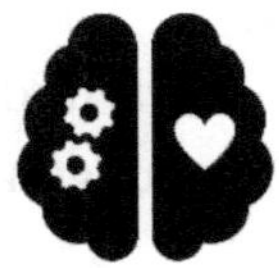

Was ist Schlaf und warum schlafen wir?

Obwohl Schlafen für uns natürlich und einfach erscheinen mag (für einige mehr als andere), ist Schlaf in Wirklichkeit ein komplexer Zustand, in dem Neurone in den verschiedensten Bereichen des Gehirns durch Freisetzung von chemischen Botenstoggen, sogenannten Neurotransmittern, miteinander kommunizieren. Der Grund, warum wir schlafen, wird noch heute von Wissenschaftlern argumentiert, aber es ist allgemein anerkannt, dass unser Gehirn Schlaf dafür verwendet, um die Informationen und Emotionen, die wir während des Tages erlebt haben, zu organisieren und zu verarbeiten und Neurotransmitter für den nächsten Tag aufzufüllen.

Die Zeit, zu der wir einschlafen, und wie lange, wird von der inneren Uhr unseres Gehirns gesteuert. Diese Uhr sitzt im Hypothalamus an einem Ort, der als *Nucleus suprachiasmaticus* (suprachiasmatischer Kern, über der Kreuzung der Sehnerven befindend) bezeichnet wird (SCN - eine viel einfachere Art, es zu sagen). Es bringt unseren Schlaf- und Wachzyklus, aber auch viele andere Dinge, wie unsere Temperatur und Essenszeiten in Einklang, und kontrolliert, welche Gene und Proteine täglich aktiv sind. Ein Zyklus dauert, Sie haben es erraten, 24 Stunden. Nun werden wir uns jedoch erstmal auf den Schlafteil konzentrieren.

Die Gehirnzellen im SCN erhalten Nachrichten von unseren Augen daüber, wie viel Tageslicht um uns herum ist.

Während des Tages, wenn der SCN diese Nachrichten erhält, hemmt es die Produktion des Hormons Melatonin in der *Zirbeldrüse* (ein winziger Bereich direkt über dem Ohr). Wenn es kein Tageslicht gibt, wird Melatonin produziert und freigesetzt, was unserem Gehirn sagt, dass es Zeit ist, Schlafen zu gehen. Es gibt andere Stimuli, wie Essen oder Aktivität, die dazu führen, dass wir nicht plötzlich einschlafen, sobald die Sonne untergeht. Wenn unser Gehirn weiß, dass es Zeit für das Bett ist, beginnt das Melatonin zu steigen und erreicht etwa zwei Stunden später seinen Höhepunkt.

Sind Sie jemals zu einer regelmäßigen Zeit am Morgen aufgewacht, ohne, dass Sie einen Wecker benötigen? Die Zeit, zu der wir aufwachen, wird auch von unserem Melatoninspiegel bestimmt. Wenn Sie also jeden Morgen zur gleichen Zeit aufwachen, bedeutet dies, dass Ihr Melatonin-zyklus perfekt auf Sie abgestimmt ist.

Unser Schlaf-Wach-Zyklus, auch zirkadianer Rhythmus genannt, hat Aufgaben, die wichtiger sind als rechtzeitiges Aufwachen. Niedrige Schlafqualität und -dauer können zu Bluthochdruck und Herz-Kreislauf-Erkrankungen führen.[22] Noch gravierender ist der Zusammenhang zwischen Schlaf und Alzheimer: Eine schlechte Regulierung unserer Gehirnuhr kann die Symptome der Alzheimer-Krankheit beeinflussen.[23] Darüber hinaus, und das ist etwas, was Wissenschaftler immer noch versuchen zu verstehen, verursacht die Alzheimer-Krankheit selbst Veränderungen in den Schlafmustern, was zeigt, dass die beiden irgendwie miteinander verflochten sind und, wie wichtig Schlaf für Ihr Gehirn ist.

Was passiert also, wenn Sie an einem Ort mit viel Licht oder viel Dunkelheit leben? Einige Regionen innerhalb des nördlichen Polarkreises erleben monatelange ununterbrochene Dunkelheit, aber die Menschen schaffen es, irgendwie zu überleben. Das beweist, dass unser Gehirn neben dem Tageslicht viele verschiedene Hinweise verwendet, um unseren zirkadianen Rhythmus zu kontrollieren. Dennoch hat die Wissenschaft gezeigt, dass dauerhaftes Licht oder Dunkelheit unsere Fähigkeit, Infektionen abzuwehren, verringert und ein Gesundheitsrisiko darstellen kann.[24]

Was sind Gehirnwellen?

Wissenschaftler können Ihr Gehirn beobachten, während Sie schlafen. Wenn Sie beim Einschlafen sind, sehen sie sogenannte Gehirnwellen. Gehirnwellen spiegel die Aktivität Ihres gesamten Gehirns wieder, also nicht nur die einer kleinen Anzahl von Neuronen. Es ist wie ein Lied, dass dein Gehirn singt, während es arbeitet. Manchmal ist es sehr aktiv, und so ist das Singen schnell und hektisch, und manchmal ist es schläfrig, und das Singen verlangsamt sich zu einer sanfteren Jazzmelodie. Diese Gehirnwellen können mit einer EEG-Haube (Elektroenzephalogramm) aufgezeichnet werden, was es ermöglicht, die Gehirnaktivität zu überwachen.

Wenn Sie bei Bewusstsein sind und Ihr Gehirn wach und aufmerksam ist, erzeugt es Wellen mit niedriger Spannung, aber hoher Frquenz, die Betawellen genannt werden. Das ist die Hintergrundmusik, die ihr Gehirn macht, während es seinem Alltagsgeschäft nachgeht. Wenn wir versuchen zu schlafen, verändert sich unsere Gehirnaktivität zu Alphawellen (mit mittlerer Frequenz und offensichtlichen Maxima). Sobald wir schläfrig werden und anfangen, in leichten Schlaf zu fallen (sogenannten NREM-Schlaf, aus dem englischen non-rapid eye movement = ohne rasche Augenbewegung), beginnt das Gehirn sanfter und ruhiger zu singen.

Dabei erzeugt es ein Aktivitätsmuster, dass sich als Deltawellen dargestellt, bevor es in einen tiefen Schlaf fällt. Deltawellen (lange, langsame Wellen) werden auch beobachtet, wenn das Gehirn in den REM-Schlaf (rasche Augenbewegung) fällt, aber sie beginnen, sogenannte Theta-Wellen zu enthalten, wenn wir träumen. Die Deltawellen sind der langsame und sanfte Jazzsong der Nacht.

REM vs. NREM

Die NREM- und REM-Schlafarten helfen Wissenschaftlern verschiedene Schlafphasen zu unterscheiden. Die Bezeichnungen beziehen sich auf unsere Augenbewegungen, die wir während der jeweiligen Phase machen. Der tiefere REM-Schlaf erhält seinen Namen aufgrund der vielen raschen Augenbewegungen, die wir machen, während wir träumen (Obwohl wir auch im NREM-Schlaf träumen, erinnern wir uns eher an den Traum, wenn wir während des REM-Schlafes erwachen.). Die beiden Schlaftypen sind unterschiedlich, und das Gehirn durchläuft beide in jeder Nacht, mit typischerweise etwa 3-5 REM-Zyklen, oder etwa 90 Minuten REM-Schlaf, pro Nacht. Wir Wissenschaftler sind uns noch immer nicht ganz sicher, warum wir auf diese Weise schlafen, aber es ist klar, dass, wenn Sie über mehrere Wochen oder Monate keinen REM-Schlaf bekommen, dies Auswirkungen auf Ihre psychische Gesundheit haben kann.

Wie kommt das Gehirn vom leichten in den Tiefschlaf?

Das Gehirn wechselt mit Hilfe von Neurotransmittern, die im Hypothalamus (einem der ältesten Teile unseres Gehirns) produziert werden, vom leichten in den Tiefschlaf. Der Hypothalamus ist für viele Dinge verantwortlich, wie die Produktion von Hormonen, die Regulierung unseres Körpers (Homöostase) und den Schlaf. Im Laufe der Zeit haben wir festgestellt, dass das Gehirn und insbesondere der Hypothalamus sehr viele kleine Bereiche hat, die von Wissenschaflters alle ihre eigenen sehr langen Namen erhalten haben. Stellen Sie sich jetzt also auf gewaltige wissenschaftliche Worte ein.

Ein Großteil dieser Aktivität wird von einer Art Vorgesetztem koordiniert, der sicherstellt, dass Teile unseres Gehirns schlafen gehen, wenn sie dazu aufgefordert werden (nächtliches Binge-Watching gibt es hier nicht!). Dieser Vorgesetzte wird *Nucleus preopticus ventrolateralis* oder kurz VLPO genannt (für englisch ventrolateral preoptic nucleus) und befindet sich im vorderen Teil des Hypothalamus. Er tut, was jeder gute Supervisor tun würde - er delegiert die Arbeit an jemand anderen. Ich meine, warum sollte er die ganze Arbeit machen, wenn er es nicht muss, oder?

Das VLPO weist andere Gehirnzellen an, aufzuhören Orexine (eine Art Neurotransmitter, der als Neuropeptid bezeichnet wird) zu produzieren. Das ist ziemlich schlau, weil Orexine in unserem Gehirn viel tun. Sie sind unsere kleinen Arbeitstiere. Um uns wach zu halten, stellen sie sicher, dass "Wachheitsneurotransmitter" (Noradrenalin, Serotonin, Dopamin) freigesetzt werden, die das Gehirn überfluten und uns wachsam halten. Wenn also der VLPO die Orexine reduziert, können sie uns nicht mehr, durch Freisetzung der „Wachheitsneurotransmitter", helfen, wach zu bleiben und wir fallen in einen Schlafzustand. Das nennen wir NREM-Schlaf.

Wie gesagt, diese Orexine lieben es zu arbeiten und lassen sich nicht lange herumkommandieren. Sie finden ihren Weg zu einem anderen Teil des Gehirns, dem *Tegmentum pontis* (abgeleitet von tegere, lat für Decke, Pons ist ein anderer Teil des Gehirns).[a] Dort sagen sie den Gehirnzellen, dass sie viel Acetylcholin (ein wichtiger Neurotransmitter) freisetzen sollen, was dazu führt, dass wir friedlich in den REM-Schlaf oder den Tiefschlaf abdriften. Gleichzeitig reduzieren Nervenzellen im sogenannten TMN (*Nucleus tuberomammillaris* im Hypothalamus) ihre Neurotransmitter-produktion (in diesem Fall Histamin, dass uns am Tag wachhält). Der Histaminspiegel sinkt und hält uns im REM-Schlaf.

Dieser Prozess kann durch Medikamente verändert werden. Sie verändern das Gleichgewicht der Neurotransmitter und das führt dazu, dass unser Gehirn uns schläfrig macht. Medikamente können auch das Gegenteil bewirken und uns wacher machen (Freizeitdrogen wie Kokain sind großartig darin). Einige Antidepressiva erhöhen Noradrenalin oder Serotonin, was die Dauer des REM-Schlafes beeinflussen kann. Das sollte man im Hinterkopf behalten, weil unser Gehirn REM-Schlaf braucht, um alle Informationen, die sich über den Tag ansammeln, zu verarbeiten, und wie bereits erwähnt, brauchen wir wirklich REM-Schlaf.

Es ist wichtig zu beachten, dass, obwohl die Neurotransmitter in unserem Gehirn zweifellos für den Schlaf-Wach-Rhythmus und insbesondere für den Übergang

---

[a] Die Absenkung des Orexinspiegels bedeutet, dass Neurone im Locus coeruleus weniger stimuliert werden. Der Locus coerulus setzt Noradrenalin frei und sendet es an viele Bereiche im Gehirn, was uns hilft, wachsamer zu sein. Dadurch, dass weniger Noradrenalin aus dem Locus coeruleus freigsetzt wird, produziert ein Bereich im Hirnstamm, der sogenannte Raphe Nukleus, auch weniger Serotonin.

vom leichten Schlaf (NREM) zum Tiefschlaf (REM) wichtig sind, ist das Ganze vermutlich etwas komplizierter. Als Neurowissenschaftler können wir Gehirnwellen, Gedächtnisaktivierung, und Träumen beobachten und wissen daher viel über Schlaf und welche Bereiche des Gehirns während des Schlafens aktiv bleiben. Es gibt aber auch vieles, was wir noch verstehen müssen. Die Veränderungen der Neurotransmitterspiegel erklären nicht alles, und obwohl diese für den Schlaf notwendig sind, müssen wir noch viel darüber lernen, wie und warum wir schlafen.

Beeinflussen Sie Ihre eigene Gehirnchemie

Drogen sind nicht das Einzige, dass unseren Schlaf beeinflussen kann. Ein Bereich innerhalb des Hypothalamus, der *Nucleus preopticus* des anterioren Hypothalamus (POAH, preoptic anterior hypothalamus) stellt Temperaturänderungen fest. Wenn uns zum Beispiel warm ist oder wir ein heißes Bad nehmen und uns entspannen, können Gehirnzellen hier leichter aktiviert werden, was uns schläfrig macht, weil sie GABA freisetzen, ein Neurotransmitter, der Neurone hemmt. GABA hemmt Teile unseres Gehirns, die uns wachhalten, und so wollen wir schlafen. Der GABA-Effekt ist etwa eine Stunde vor dem Einschlafen am Größten, da er dann mit unserem natürlichen zirkadianen Rhythmus im Einklang ist. Wenn Sie also das nächste Mal vor dem Feuer einschlafen, wissen Sie warum - der freche Hypothalamus!

Wenn wir leicht einschlafen, wenn uns warm ist, sollten wir im Umkehrschluss wacher sein, wenn uns kalt ist. In der Tat macht uns der gleiche Bereich in unserem Gehirn, der POAH, wacher, wenn uns kalt ist. Das beruht darauf, dass es vor Tausenden von Jahren sicher gewesen wäre, einzuschlafen, wenn uns warm war ist und nicht, wenn das Risiko bestand, zu erfrieren. Wärme könnte bedeuten, dass wir uns in der Nähe eines Feuers befinden, was umherstreifende Raubtiere fernzuhalten kann, während wir schlafen. Wenn die Umgebung hingegen kalt war, könnte Schlafen dazu führen, dass unsere Körpertemperatur sinkt. Das widerum kann tödlich sein und daher möchte unser Gehirn, dass wir wach und aktiv sind. Ich glaube nicht, dass die Natur jemals gedacht hätte, dass wir uns in warmen Seifenbädern entspannen würden, aber das ist in Ordnung - es funktioniert immer noch.

Ist Anästhesie dasselbe wie Schlafen?

Wenn wir für eine Operation ins Krankenhaus gehen, werden wir zum Schlafen gebracht. Dann wachen wir gefühlt nach wenigen Momenten auf, und alles ist vorbei (Sie haben jetzt einen Roboterarm oder was auch immer die Operation war). Wir sagen, dass Sie schlafen, aber ist es wirklich Schlaf? Ich bin mir ziemlich sicher, dass ich, wenn jemand versuchte, mich zu operieren, während ich fest in meinem Bett schliefe, schreiend, überrascht und sehr verwirrt aufwachen würde. Es stimmt, dass eine Vollnarkose dem Schlaf sehr ähnlich ist, aber es ist ein so tiefer Schlaf, dass wir nicht geweckt werden können.

Obwohl Vollnarkose in Krankenhäusern jeden Tag unglaublich erfolgreich und sicher durchgeführt wird, wissen wir nicht wirklich, wie sie funktioniert. Wir wissen aber zum Beispiel, dass Narkotika die Aktivität des Thalamus (ein wichtiger Teil in der Mitte des Gehirns) reduzieren. Der Thalamus ist im Wesentlichen ein Torwächter zwischen dem Körper und dem Gehirn - wenn eine Nachricht an das Gehirn gesendet werden soll, muss sie am Thalamus vorbei. Wenn wir unter Vollnarkose sind, stoppt der Thalamus die Informationen, die von unserem Körper kommen (zum Beispiel die Schmerzen während der Operation) und die Weiterleitung der Signale an andere Teile des Gehirns. In diesem Fall wäre es zum Beispiel der somatosensorische Cortex im Parietallappen, der uns den Schmerz spüren lässt. Zusätzlich wird die Aktivität des präfrontalen Cortexes gehemmt, weshalb wir (glücklicherweise) nicht bewusst mitbekommen, was passiert.

Ein Medikament namens Pentobarbital aktiviert den VLPO (erinnern Sie sich, dass dies ein Teil im Hypothalamus ist, der uns schlafen lässt). Pentobarbital stoppt außerdem die Freisetzung von Histamin im Gehirn und verhindert, dass wir aufwachen. Ein anderes Vollnarkosemittel namens Isofluoran hemmt die Orexin-Neurone, unsere kleinen harten Arbeiter, die uns vom Schlafen abhalten. Das ist jedoch nicht das Einzige, was im Gehirn passiert. In Wirklichkeit wissen wir noch nicht genau, warum Narkotika so eine starke Wirkung auf uns haben.

Was passiert bei Schlaflähmung??

Schlaflähmung oder Schlafparalyse (SP) ist eine seltsame und oft beängstigende Erfahrung, die kurz nach dem Einschlafen oder vor dem Aufwachen auftritt. Während der SP kann sich der Körper nicht bewegen, und für einige kann es sich anfühlen, als ob Druck auf ihrer Brust liegt, sie fallen oder, und das ist vielleicht am schlimmsten, dass jemand anderes mit einem im Raum ist.

Wenn wir schlafen, stoppt der Hirnstamm Nachrichten vom Gehirn an den Körper, die uns normalerweise dazu bringen, uns zu bewegen. Das ist gut, da wir sonst unsere Träume ausleben und uns während des Schlafens verletzen würden. Bei SP geht das Gehirn nicht richtig durch die normalen Schlafphasen über - es bleibt irgendwo zwischen wach und schlafend stecken. Eine kürzlich durchgeführte Studie deutete darauf hin, dass die leichten Halluzinationen, die während der SP erlebt werden können (zum Beispiel öffnet jemand Ihre Schlafzimmertür), tatsächlich eine Art Traum sind, der außerhalb des normalen Schlafes stattfindet.[25] Wir erleben eine SP, wenn der frontale Cortex im Schlaf wach ist, obwohl er Schlafen sollte, und so wahrnimmt, was unser emotionales Zentrum (limbisches System) und unsere visuellen Zentren (das Senden von Nachrichten an den Parietallappen) im Schlaf tun. Dies führt dazu, dass diese Aktivität als Bedrohung festgestellt wird und das kann diese traumähnlichen Halluzinationen verursachen.

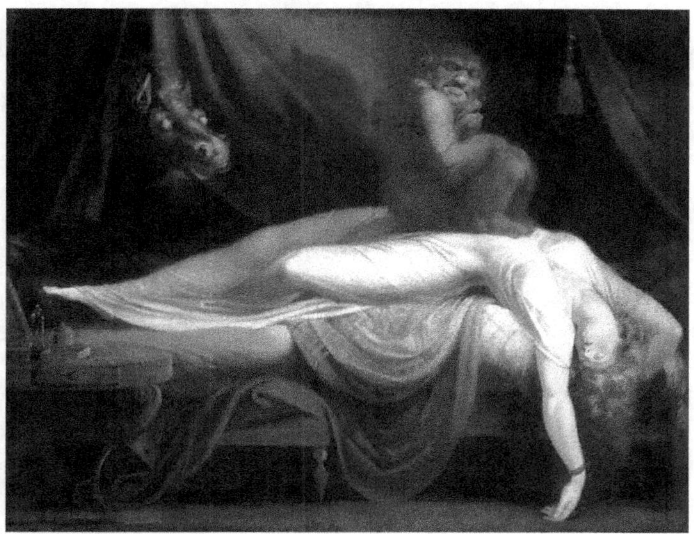

***Der Albtraum*, von Henry Fuseli im Jahr 1781, fasst perfekt zusammen, wie beängstigend Schlaflähmung sein kann.**

Obwohl es eine erschreckende Erfahrung sein kann, wissen wir, dass SP mit Dingen wie Jetlag, Angst und Narkolepsie korreliert, und so kann die Behandlung dieser Zustände dazu beitragen, die Häufigkeit von Schlaflähmungen zu senken.

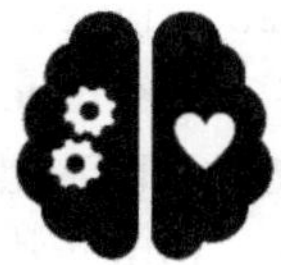

Was sind Träume und warum haben wir sie?

Jetzt, da wir ein wenig mehr über Schlaf wissen und warum wir so viel davon brauchen, ist es ein guter Zeitpunkt, um darüber zu sprechen, was während des Schlafens passiert. Nein, ich spreche nicht davon, dass Sie mit Ihrem Lieblingsteddybären kuscheln – ich spreche von Träumen.

In Träumen führen wir ein imaginäres Leben, in dem wir fliegen und seltsame Orte besuchen können, oder manchmal kleinen gruseligen Mädchen begegnen, die Kinderreime singen und scheinbar grundlos in Türrahmen kichern - unsere Albträume!

Wir alle haben Träume erlebt – Gedanken und Empfindungen, die während des Schlafes auftreten – aber warum wir träumen, wurde nie vollständig beantwortet. Im Laufe der Jahre gab es viele Vorschläge, warum wir träumen. Vielleicht sind sie ein Fenster in unser Unterbewusstsein, oder vielleicht sind sie eine Möglichkeit für unseren Geist, unsere geheimen Wünsche ohne soziale Konsequenzen auszuleben. Dies wurde tatsächlich in einer Studie gezeigt, bei der Menschen rekrutiert wurden, die kürzlich mit Nikotin aufgehört haben:[26] fast jeder Ex-Raucher träumte in den Monaten nach dem Aufhören vom Rauchen, wobei Träume mit der Zeit häufiger wurden, vermutlich da das Gehirn weiterhin Entzugserscheinungen hat.

Die beste Erklärung dafür, warum wir träumen, ist, dass das Gehirn Zeit braucht, um die Erinnerungen und Emotionen, die wir während des Tages erlebt haben, zu verarbeiten und langfristig zu speichern.[27] Dies macht viel mehr Sinn, wenn wir die Gehirnaktivität von schlafenden Menschen betrachten. Wir sehen, dass der Hippocampus, der Teil des Gehirn, der für Erinnerungen zuständig ist, und der anteriore cinguläre Cortex, der an der Zuweisung des emotionalen Kontexts beteiligt ist, besonders aktiv sind. An Tagen, an denen wir viele neue Erfahrungen machen, kann das Gehirn diese Informationen bis zu sieben Nächte später immer noch verarbeiten. Dies erklärt auch teilweise, warum stressige und emotionale Ereignisse in unserem Leben die Qualität unseres Schlafes erheblich beeinflussen können.

Ein Team von Wissenschaftlern demonstrierte dies, indem es Menschen mehrere Stunden lang Videospiele spielen ließ, bevor sie schliefen.[28] Über 60 % der Menschen gaben an, Träume von dem Spiel zu haben, was darauf hindeutet, dass unser Kurzzeitgedächtnis während unserer Träume besonders aktiv ist.

Darüber hinaus wird angenommen, dass die Ereignisse unserer Träume eine Kombination aus Kurzzeiterinnerungen an Dinge, die wir kürzlich erlebt haben, und Langzeiterinnerungen, die unser Gehirn für relevant hält, sind. Dies unterstützt die Ansicht, dass Schlafen und Träumen dazu beitragen, dass unsere Erinnerungen von der kurzfristigen Speicherung im Hippocampus zur Langzeitspeicherung im gesamten Gehirn zu übergehen. Dieser Prozess findet hauptsächlich im NREM-Schlaf statt, während im REM-Schlaf, unserem Tiefschlaf, die emotionale Komponente, Informationen darüber, wie wir uns fühlen, hinzugefügt wird.

Da einige Bereiche des Gehirns schlafen, während andere wach sind, erleben wir dies als eine seltsame Realität und nennen es einen Traum. Wenn wir tiefer auf die Bedeutung und Symbolik von Träumen eingehen, finden wir eine abstraktere Erklärung von Träumen und eine Theorie, die ich sehr interessant finde.

Der weltbekannte Traumspezialist Rubin Naiman glaubt, dass wir Träume möglicherweise völlig falsch betrachten,[29] und dass sie tatsächlich ein Teil der Gedanken und Prozesse sind, die wir während des Tages erleben. Sie sind nicht besonders speziell oder anders als das, was wir während des Tages, wenn wir wach sind, erleben. Daher sollten wir Träume so sehen, wie die Sterne bei Nacht - sie sind immer da, aber wir bemerken sie sie nur nachts. Also, wenn das wahr ist und wir nie wirklich aufhören zu träumen, weder tagsüber noch nachts, warum schreibe ich dann nicht gerade dieses Buch in einem rosa Tutu, während ich auf der Sonnenoberfläche sitze? Für den Anfang ist das rosa Tutu derzeit in der Wäscherei, aber die Oberfläche der Sonne – dafür ist der präfrontale Cortex verantwortlich. Das ist der PFC, über den wir bereits gesprochen haben. Er befindet sich direkt hinter der Stirn und ist für Logik, Planung, Aufmerksamkeit und allgemein Dinge verantwortlich, die als exekutive Funktionen bezeichnet werden. Er ist im Grunde der wirklich intelligente Teil des Gehirns. Während des Schlafes, werden sind die Neurotransmitterspiegel, die Chemikalien, die zwischen Neuronen gesendet werden, niedriger als normal sein und müssen wieder aufgefüllt werden. Deshalb funktioniert das Gehirn in dieser Zeit nicht ganz so, wie es das während des Tages, wenn wir wach sind, tun würde.

Versuchen Sie, Träume als etwas zu sehen, in dem das Gehirn unsere täglichen Erfahrungen ohne viel Logik analysiert. Während Sie schlafen, ist der visuelle Cortex sehr aktiv. Dieser Teil unseres Gehirns ist damit beschäftigt, die Bilder des Tages zu verarbeiten. Ohne die Hemmung durch andere Bereiche, kann das Gehirn nun hemmungslos abstrakter und kreativer denken und Bilder und Metaphern verwenden, um Ideen auszudrücken.[30] Das ist vielleicht der Grund dafür, weshalb Szenen und Ereignisse während unserer Träume oft übertrieben erscheinen, aber wir bemerken die Fremdheit des Traums nicht (da der präfrontale Cortex schläft). Wenn wir dann Aufwachens, erkennen wir, wie ungewöhnlich die Dinge tatsächlich waren.

ALPTRÄUME

Das mag Träume erklären, aber was ist mit Albträumen? Wissenschaftler glauben, dass Albträume einen evolutionären Zweck haben und irgendwann für uns nützlich gewesen sind. Sie haben sich wahrscheinlich entwickelt, damit wir Gefahren gegenüber wachsam bleiben und Bedenken, die wir haben , nicht so einfach abbürsten oder ignorieren können. Dies war während der Millionen von Jahren unserer Evolution äußerst nützlich. Zum Beispiel, wenn unsere Gemeinschaft angegriffen wurde, könnte es sein, dass es wieder passiert, oder, wenn ein Löwe häufig in der Nähe herumläuft, müssen wir unsere Gedanken darauf konzentrieren, es sei denn, wir wollen gefressen werden. Von den Belastungen und Sorgen, die wir haben, zu träumen, ist eine Art und Weise, auf die unser Gehirn Emotionen verarbeitet und dadurch konzentriert sich unsere Aufmerksamkeit auf die Gefahr. Infolgedessen haben wir Albträume.

Wissenschaftler haben beobachtet, dass, wenn Menschen Albträume haben, die Gehirnaktivität in der Amygdala, einem Schlüsselbereich, der an Angst beteiligt ist und ängstliche Ereignisse noch unvergesslicher macht, erhöht ist. Da gleichzeitig der präfrontale Cortex im Allgemeinen während des Schlafens inaktiv ist, wird diese beängstigende Realität nicht kontrolliert oder argumentiert, was einen Albtraum verursacht.[31]

Klarträumen

Es ist möglich, dass wir Träume zu unserem Vorteil nutzen. Klarträumen ist ein faszinierendes Phänomen, bei dem Sie sich bewusst sind, dass Sie in einem Traum sind, während Sie träumen.

Stellen Sie sich das ein wenig wie im Film *Inception* mit Leonardo DiCaprio vor. Wenn Sie wissen, dass Sie träumen, können Sie den Traum gestalten, wie Sie es wollen. Dieses Phänomen wurde erstmals vor über 40 Jahren erkannt, und, obwohl es in den Jahrzehnten danach kräftig untersucht wurde, können wir immer noch nicht vollständig erklären, warum es passiert oder, warum manche Menschen es mehr erleben als andere. Schätzungen zufolge werden etwa 50 % der Menschen irgendwann in ihrem Leben Klarträume erleben, 20 % von uns haben sie monatlich und eine kleine Anzahl von Menschen erlebt sie fast jede Nacht.[32] Was wir wissen, ist, dass der PFC bei Klarträumen viel aktiver ist, als bei normalen Träumen. Der PFC beeinflusst andere Bereiche des Gehirns und beginnt, seine Signalübertragung an den Schläfenlappen zu erhöhen, von dem wir wissen, dass er für die Schaffung und Speicherung unserer Erinnerungen von entscheidender Bedeutung ist. Eine kleine Studie, die versuchte, Albträume zu reduzieren, fand sogar heraus, dass diejenigen, die in der Lage waren, Klarträume zu haben, in der Lage waren, Albträume zu verhindern oder die empfundene Not zu begrenzen.[33]

Klarträume entstehen, wenn Gehirnregionen, die an exekutiven Funktionen beteiligt sind, besser verbunden sind. In anderen Worten bedeutet das, dass die intelligenten Teile unseres Gehirns in der Lage sind, mit dem Rest des Gehirns im Schlaf freier als normal zu kommunizieren. Obwohl diese verbesserte Verbundenheit in Gehirnscans gezeigt wurde, scheint es, dass Menschen, die oft Klarträume erleben, genauso sind wie alle anderen Menschen. Klarträumer und gewöhnliche Träumer scheinen die gleichen Gedächtnisfähigkeiten und Achtsamkeit (Mindfulness) zu haben und erleben die gleiche Menge an Tagträumen wie jeder Andere.[a]

Wäre es nicht interessant, wenn wir einen gewöhnlichen Träumer nehmen und ihn irgendwie in einen Klarträumer verwandeln könnten? Nun, da der Neurotransmitter Acetylcholin stark an der Regulierung des REM-Schlafes und der Gehirnsignalisierung im Allgemeinen beteiligt ist, können wir Klarträume auslösen, indem wir die Menge an Acetylcholin in unserem Gehirn nachts optimieren. LaBerge und Kollegen fanden heraus, dass das Medikament Galantamin, das Acetylcholinspiegel erhöht, auch die Wahrscheinlichkeit von Klarträumen um über 40 % erhöht.[35] Momentan ist es noch unklar, ob diese mit natürlichen Klarträumen identisch sind, aber es könnte uns erlauben, Klartäume in der Zukunft mit größerer Vorhersehbarkeit zu studieren.

---

[a] Hier ist von Verbundenheit zwischen temporoparietalen Regionen – insbesondere dem vorderen präfrontalen Cortex, dem Gyrus angularis und dem mittleren Gyrus temporalis die Rede. Dies ist nur eine präzisere Art, über Bereiche, die an Erinnerungen, Aufmerksamkeit, räumlichem Bewusstsein und der Verarbeitung von Informationen aus unseren Sinnen über das, was um uns herum ist, beteiligt sind, zu sprechen.[34]

Träume für Sie arbeiten lassen

Es würde sicherlich viel Spaß machen, zu versuchen, einen Klartraum zu erleben. Könnten wir mit den Menschen in dem Traum sprechen? Könnten wir sie fragen, wie es ist, in unserem Traum zu leben, und diese Informationen nutzen, um uns selbst auf einer höheren Ebene zu verstehen? Ist es möglich, dass wir diese Technik verwenden könnten, um irgendwie mit unserem Unterbewusstsein zu sprechen? Versuchen Sie es, wenn Sie es jemals erleben!

Würden Sie es glauben, wenn ich Ihnen sage, dass es ein Gerät gibt, mit dem man einen Klartraum mit einer anderen Person teilen kann? Im Jahr 2012 wurde versucht, mit einem EEG-Gerät, soziales Träumen zu schaffen. Die Idee war, dass zwei Personen jeweils ein Gerät tragen, welches mit dem Internet verbunden ist. Wenn dann der eine Schläfer (#1) zu träumen begann, schaltete sich eine farbige Glühbirne im Schlafzimmer des zweiten Schläfers (#2) ein. Mit etwas Übung konnte Schläfer #2 das Licht sogar während des Schlafens bemerken und eine subtile Bewegung mit seinen Augen oder Fingern machen. Diese Gehirnaktivität konnte dann vom EEG erkannt und zurück zum Schläfer #1 gesendet werden. Beide hätten dann eine Glühbirne, die sie dazu bringen würde, jeweils einen Klartraum zu erleben. Das Licht würde sich anfühlen, als wenn man hören würde, wie wenn der Wecker klingelt, während man schläft. Man würde das Geräusch (oder in diesem Fall das Licht) einfach in seinen Traum integrieren.

Dadurch, dass beide Schläfer einen Klartraum haben, können sich sich der Signale bewusst werden. So, wie die Headsets zu diesem Zeitpunkt funktionieren, könnten die Schlafenden nicht wirklich miteinander interagieren. Aber die Idee, dass man die Gehirnwellen eines Schlafenden verwenden kann, um Hinweise an einen anderen zu senden, die dessen Traum beeinflussen, war ein großartiges Konzept und ein bemerkenswerter erster Schritt in den Bereich des sozialen Träumens.

Wenn das Senden von Nachrichten an den Träumer der erste Schritt war, dann haben Konkoly und Kollegen kürzlich den zweiten Schritt unternommen.[36] Und es war ein großer Schritt!

Das Team trainierte eine Gruppe von Menschen, Klarträume in ihren Schlaflaboren zu erleben, und war in der Lage mit den Träumern zu kommunizieren. Das Team bat die Träumer, einfache mathematische Probleme wie "8 – 6" zu lösen, und der Träumer konnte mit Augenbewegungen antworten (jede Bewegung stellte eine Zahl dar). Sie haben weiterhin geträumt, konnten aber die Frage als Teil ihres Traums hören. Einige nahmen die Frage als Voice-Over wahr, andere als ein traumhaftes Radio, das im Hintergrund spielte.

Obwohl es für das Team schwierig war, reproduzierbare Ergebnisse zu erzielen (nur etwa 25 % der Versuche waren erfolgreich), konnten sich einige sogar beim Aufwachen an die Frage erinnern.

Diese Studie gibt der Idee, dass wir eines Tages mit unseren unterbewussten Träumen interagieren und Einsicht aus unseren Träumen gewinnen könnten, mehr Anerkennung.

Ein letzter Gedanke über Träume, den ich mit Ihnen teilen möchte, ist die Möglichkeit, dass wir sie zu unserem Vorteil nutzen können. Einige Techniken versuchen, Träume wie jede andere Fähigkeit zu nutzen. Sind Sie jemals aus einem Traum aufgewacht, haben ihn dann aber schnell vergessen? Eine Technik, die wir *Traumerinnerung* nennen, könnte eine Lösung sein. Hier schreiben Sie kurz nach dem Aufwachen jede kreative Idee, die Sie hatten, auf, damit jede Kreativität, die Sie im Traum erlebt haben, in Erinnerung bleiben und aufgerufen werden kann, wenn Sie sie brauchen. Der berühmte Horrorautor Stephen King ist dafür bekannt, Träume als Quelle der Kreativität für seine Geschichten zu nutzen. Sein Buch *Dreamcatcher* (deutsch Traumfänger) basierte auf einem Traum, in dem er von einer Hütte und Trampern geträumt hatte.

Wenn Sie ein bestimmtes Problem haben, für das Sie eine Lösung finden müssen, dann sollten Sie es mit der sogenannten *Trauminkubation* versuchen! Es ist möglich, sich vor dem Einschlafen sich auf ein Problem, das Sie möglicherweise haben, zu konzentrieren. Studien haben gezeigt, dass es mit genügend Versuchen möglich ist, von Themen Ihrer Wahl zu träumen und sie so zu nutzen, einen sinnvollen Bereich Ihres Lebens anzusprechen. Das mathematische Genie Srinivasa Ramanujan ist bekannt dafür, dass er in den frühen 1900er Jahren komplexe mathematische Formeln an einen Professor der Universität Cambridge schickte. Was seine Geschichte noch unglaublicher macht, ist, dass Ramanujan in einem kleinen Dorf in Indien lebte und keinen wirklichen Zugang zu komplizierten Büchern hatte. Er sagte, dass von einem Alter von 16 Jahren (er war 25, als er seine Arbeit nach Cambridge schickte), Formeln in Träumen vor ihm erschienen, und er sie entwickeln konnte, wenn er aufwachte.

Eine faszinierende Technik namens *Traumprophezeiung* klingt so, als hätte sie den größten Nutzen in unserem Wachleben. Wer würde nicht gerne von Ereignissen träumen, bevor sie passieren? Vielleicht könnten Sie so vermeiden, zu spät zur Arbeit zu kommen oder Ihr Getränk über sich selbst zu verschütten, oder vielleicht könnten Sie sich wirklich hart konzentrieren und die Lottozahlen vorherzusehen, um

Millionen zu gewinnen. Es klingt drastisch, aber es gibt tatsäachlich zahlreiche Berichte über Träume, die von Szenen und Interaktionen handeln, die Sie dann in Ihrem Leben erleben. Früher wurde so etwas als Déjà-vu erklärt, aber es ist viel wahrscheinlicher, dass eine solche Erfahrung ein Zufall ist, wenn man bedenkt, dass wir Tausende von Träumen haben, die nicht prophetisch sind. Es kann auch mit dem Baader-Meinhof-Phänomen zusammenhängen (siehe Kapitel 2), was beschreibt, dass wir Zufälle bemerken, wenn wir darauf aufmerksam gemacht werden und den starken Wunsch haben, alles zu glauben was uns darin bestätigt - wie wenn Sie an einen Freund denken und er Momente später anruft. Dabei vergessen sie aber, dass sie auch oft an den Freund denken, ohne, dass ein Anruf folgt. Aber versuchen sie es gerne aus!

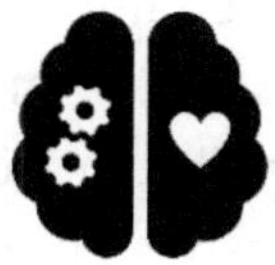

Kann Hirnfrost tötlich sein?

OK, da dies ein wissenschaftliches Buch ist, sollte ich zumindest versuchen, den medizinischen Begriff für *„brain freeze"* (wörtlich aus dem Englischen „Hirnfrost", auch Eiscremekopfschmerzen genannt) zu verwenden. Dieser ist *Sphenopalatin Ganglioneuralgie*. Aber wissen Sie was? Das ist nun wirklich ein Zungenbrecher, also denke ich, dass wir doch bei dem Begriff *Brain freeze*?? bleiben können. *Brain freeze* tritt auf, wenn Sie etwas sehr kaltes zu schnell essen oder trinken, was dazu führt, dass Sie schnelle und intensive Kopfschmerzen verspüren, die glücklicherweise genauso schnell verschwinden.

Wenn sich die Temperatur im hinteren Teil Ihres Rachens in dem sich zwei wichtige Arterien befinden, schnell verändert, mag das Gehirn das nicht wirklich, weil diese beiden Arterien das Gehirn versorgen. Die *Halsschlagader* bringt Blut zum Gehirn, und die *Hirnarterie* verteilt es. Die plötzliche Temperaturänderung verursacht einen dramatischen Anstieg des Blutvolumens, das durch beide Arterien fließt, was das Gehirn bemerkt.

Der Schmerz kommt daher, dass die Temperaturrezeptoren, die sich in der Membran des Gehirns, der *Hirnhaut,* befinden, die Veränderung bemerken und Nachrichten an das Gehirn senden. Der *Trigeminusnerv* (der Hauptnerv für Gesicht und Kopf) wird aktiviert und verursacht ein intensives Gefühl, das das Gehirn als Schmerz interpretiert, sodass Sie mit dem, was Sie gerade tun (wie z. B. Ihr Körpergewicht in Eiscreme zu essen), aufhören. *Brain freeze* geschieht also, um Ihrem Körper zu sagen, dass die Wahrnehmungen zu intensiv sind. Das Gehirn mag es, wenn die Dinge schön und konstant sind. Es genießt nichts mehr, als ein langweiliges Leben zu führen, in dem alles schön, sicher und unter Kontrolle ist.

Sobald sich Mund und Rachen wieder erwärmen, verkleinern sich die Blutgefäße und der Blutfluss normalisiert sich. Das dauert nicht lange. Obwohl das Gefühl *brain freeze* nicht sehr angenehm findet und sich wie etwas Ernstes anfühlen kann, ist es das in Wirklichkeit nicht. Selbst die stärksten *brain freeze* Kopfschmerzen sind einfach ein sehr intensives Signal ihres Gehirns und nichts weiter. Es ist nicht bekannt, dass jemand daran starb oder andere Nebenwirkungen erlebte – außer vielleicht eine schnell vorübergehende eine Abneigung gegen Eiscreme.

Interessanterweise erleben Menschen, die an Migräne leiden, *brain freeze* häufiger. Warum das so ist, wissen wir noch nicht genau, aber es wird erforscht, um möglicherweise neue Medikamente gegen Migräne zu finden.

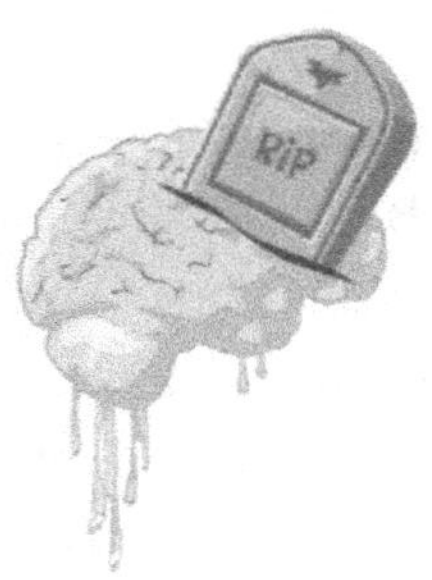

Zu dramatisch? Es kann sich sicherlich so anfühlen, während das Gehirn einfriert.

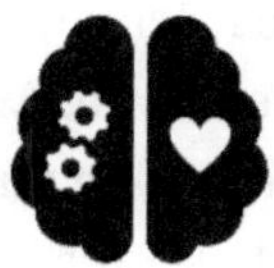

Können sich Gehirnzellen regenerieren?

Das Gehirn wurde histroisch als ein beeindruckender Supercomputer angesehen, aber einer, der Schwierigkeiten hat, sich selbst zu reparieren und seine Funktion wiederzuerlangen, wenn er beschädigt wird. Das wird nirgendwo deutlicher als bei der scheinbar unmöglichen Aufgabe, Hirn- und Rückenmarksverletzungen zu reparieren. Die meisten Neurone, die wir nach der Geburt haben, werden für den Rest unseres Lebens bei uns bleiben. Trotz allem, was Sie vielleicht gehört haben, produziert das Gehirn neue Neurone, und kann sich selbst reparieren – aber nur zu einem gewissen Grad.

Bevor wir geboren werden, teilen sich unsere Gehirnzellen schnell. Bei jeder Teilung verdoppelt jedes Mal die Anzahl der Neuronen. Sie teilen sich und wachsen so schnell, dass das Gehirn einen Überschuss an Neuronen hat. So viele, dass sich die Zahl der Neuronen im Laufe unserer Kindheit langsam und präzise verringert. Wir werden mit mehr Neuronen geboren, als wir wirklich brauchen, und im Laufe der Zeit behalten wir nur diejenigen, die uns beim Lernen helfen und dabei, die Welt um uns herum und zu verstehen. Der Überschuss wird langsam ausgemistet, bis wir ein schlankes, mittleres und effizientes Gehirn haben.

Nehmen wir an, das Wachstum nur im frühen Alter auftritt und danach nicht mehr. In diesem Fall ist es leicht zu verstehen, warum Neurowissenschaftler lange Zeit glaubten, dass das erwachsene Gehirn sich nicht regenerieren und neue Gehirnzellen wachsen lassen kann. Auch heute wird noch viel über das Ausmaß der Regenerationsfähigkeit des erwachsenen Gehirns diskutiert. Das Wachstum von Gehirnzellen oder *Neurogenese* ist ein wichtiges Forschungsgebiet der Neurowissenschaften. Neue wissenschaftliche Techniken, die es Wissenschaftlern ermöglichen, das Gehirn mit Hilfe von Gehirnscans zu untersuchen oder Gehirnzellen im Labor zu züchten, haben uns beispiellose Einblicke in das Wachstum und die Entwicklung von Neuronen gegeben. Sie haben enthüllt, dass unser Gehirn ständig neue Gehirnzellen bildet. Jeden Tag ungefähr 700, um genau zu sein, und das setzt sich bis ins hohe Alter fort. Die älteste Person, bei der Neurogenese festgestellt wurde, ist 97![37] Und das bestrifft nur den Hippocampus (meist ein Bereich, der als *Gyrus dentatus* bezeichnet wird) – in den meisten anderen Gehirnregionen haben wir noch nicht einmal nachgesehen.

Wenn jeden Tag neue Gehirnzellen hergestellt werden, dann sollten sie in der Lage sein, sich selbst zu reparieren, nachdem sie einen Schaden erlitten haben, oder? Das Gehirn und das Rückenmark können sich in einem gewissen Rahmen reparieren, aber das Problem ist, dass nicht alle Verbindungen, die sie einst hatten, wiederhergestellt werden können, was zu einem Funktionsverlust führt. Dies können Probeme mit Bewegung sein, die Lähmungen verursachen, oder Sprach- oder Gedächtnisprobleme. Es hängt ganz von dem Bereich des Gehirns oder Rückenmarks ab, der beschädigt ist. Der menschliche Körper ist jedoch intelligent, und das Gehirn kann sich neu verdrahten, um sich an fehlende Verbindungen anzupassen und sie anderswo aufzubauen. Wir sehen dies bei Menschen, die ein Hirntrauma oder einen

Schlaganfall erleiden. Sie schaffen es, gewisse Funktionen zumindest teilweise, oder sogar vollständig wiederzuerlangen.

Die Botschaft hier ist, dass sich verletzte Neurone regenerieren können. Eine Studie, die vor Kurzem von einem Forscherteam in Kalifornien durchgeführt wurde, ergab, dass Neurone dies tun, indem sie sich in ein früheres Stadium zurückbilden.[38] Ein Neuron, dass einen Schaden erkannt hat, wird wieder zu einem Babyneuron werden, welches in der Lage ist, nachzuwachsen und ein neues Leben zu beginnen. Die Verltztung lässt es sein Erwachsenenleben vergessen. Um sich regenerieren zu können, muss das Neuron in einem Optimalzustand sein, der das Wachstum fördert, was für den Körper schwer zu erreichen ist. Vergleichen sie das damit, wann eine Person krank oder verletzt wird. Sie geht ins Krankenhaus, um Medikamente und Behandlungen zu erhalten. Die Umgebung ist so gestaltet, dass Heilung und Genesung gefördert werden. Man würde nicht erwarten, dass sich die Person vollständig erholt, während sie ihren Alltag wie gewohnt fortsetzt und die Verletzung ignoriert. Genau das versuchen Wissenschaftler derzeit zu verstehen. Wie würde diese Umgebung (oder das Krankenhaus) für beschädigte Neurone aussehen? Oder anders gesagt, wie geben wir die besten Medikamente und Behandlungen, damit die Gehirnzellen die besten Chancen für Regeneration haben? Dadurch könnten wir die natürliche Neurogenese im Gehirn und die Ergebnisse nach Verletzungen verbessern.[a]

---

[a] Rein wissenschaftlich betrachtet, sprechen wir hier von Veränderungen auf genetischer Ebene. Bei der Regeneration werden eine Reihe von Genen zurücksetzt, die neuronale Veränderungen und das Nachwachsen auf transkriptioneller Ebene fördern. Das bedeutet wiederum, dass neue Proteine, die in einem früheren Lebensstadium der Zelle gebildet wurden, nun wieder geschaffen werden.

Die Hoffnung für die Zukunft ist, dass Neurone zunächst im Labor unter den wachstumsfördernden Bedingungen (zum Beispiel mit Proteinen und Wachstumsfaktoren) gezüchtet, und dann an den Ort der Verletzung zurückgepflanzt werden. Die Neurone würden dann beginnen, sich selbst und die TausendeVerbindungen, die sie zuvor mit anderen Neuronen hergestellt hatten, zu regenerieren. Natürlich kann das Gehirn dies alleine tun, aber nicht so effizient, wie wir es gerne hätten.

Die Antwort ist also ja, Gehirnzellen können sich regenerieren, aber es funktioniert nicht uneinegeschränkt und wir sind noch nicht in einer Position, in der eine vollständige Genesung bei jedem Patienten erwartet wird.

Wie sieht das nun im Falle einer Erkrankung aus? Können sich Neurone von Menschen mit Krankheiten wie der *Motoneuronerkrankung* (MND, das „D“ kommt von „Disease“, was englisch für Krankheit ist) erholen? Motoneurone senden Signale vom Gehirn an die Muskeln im ganzen Körper und geben ihnen Bewegungsanweisungen. Bei MND (auch amyotrophe Lateralsklerose, ALS, genannt) verlieren die Motoneuronen ihre Funktion und sterben schließlich ab. Dies ist in erster Linie darauf zurückzuführen, dass bestimmte Proteine in den Neuronen nicht mehr so funktionieren, wie sie sollten. Das führt zu einer Reihe von Ereignissen, die letztendlich den Zelltod verursachen. Andere Gehirnzellen, wie z. B. die Astrozyten, werden ebenfalls verletzt und sterben schließlich ab, was einen großen Einfluss auf die Reparaturmechanismen des Körpers hat.

Der Körper kann Motoneuronen reparieren, wenn sie zum Beispiel durch eine stumpfe Verletzung beschädigt werden. Wirkliche Probleme treten auf, wenn eine Grunderkrankung vorliegt, die dazu führt, dass die Neurone fehlerhaft werden, und deshalb diese Reparaturmechanismen nicht funktionieren.[39] Sie können sich das wie den Bau eines Hauses vorstellen. Selbst wenn Sie die richtigen Blaupausen und ein Team von erfahrenen Bauherren haben, kann das Haus nicht mit der üblichen Stabilität gebaut werden, wenn falsch geformte Ziegel geliefert werden, also die Ziegel kugelförmig anstelle von rechteckig sind. Das Haus wird irgendwann zusammen fallen, ganz egal, wie gut Ihr Bauteam ist. Genau das passiert bei MND. Die Regeneration eines Neurons ist allerdings wesentlich werniger verstanden als der Hausbau.

In der Zukunft, können wir vielleicht auf Stammzelltherapie als Behandlungsmöglichkeit hoffen. Diese basiert im Wesentlichen darauf, den LKW, der die kugelförmigen Ziegel liefert durch einen Lastwagen zu ersetzen, der mit normalen Ziegeln beladen ist, zu ersetzen, sodass das Haus so gebaut werden kann, wie es sein sollte.

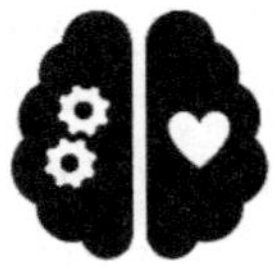

Wie werden Erinnerungen im Gehirn kodiert?

Wenn Wissenschaftler über das Gedächtnis sprechen, unterscheiden sie üblicherweuse zwei verschiedene Arten. Die eine Art, die wir *deklaratives Gedächtnis* nennen, kennen wir alle und beinhaltet Erinnerungen an Fakten und Ereignisse von unserem Tag. Dies sind also autobiografische Erinnerungen – wir sind uns ihrer bewusst und können sie zu einem gewissen Grad kontrollieren. Die zweite Art, das sogenannte *nicht-deklarative Gedächtnis,* ist das, was unser Gehirn ohne unser Wissen verwendet, und es ist wichtig, um neue Fähigkeiten zu erlernen und Gewohnheiten zu entwickeln. Das nicht-deklarative Gedächtnis wird auch als unterbewusstes Gedächtnis bezeichnet.

Wir haben auch ein Kurzzeit- und Langzeitgedächtnis. Unser Kurzzeitgedächtnis speichert Dinge, an die wir uns etwa 30 Sekunden bis zu einer Minute später erinnern und wird von unseren Frontallappen geprägt. Das bedeutet, dass wir uns bewusst über die Dinge, an die wir uns versuchen zu erinnern, Gedanken machen. Die Fähigkeit unseres Gehirns, Dinge kurzzeitig zu speichern, ist allerdings ziemlich begrenzt. Es kann nur zwischen fünf und neun Informationen zu einem bestimmten Zeitpunkt speichern.

Der Hippocampus wird schließlich eingebunden, damit wir uns an Informationen über einen längeren Zeitraum erinnern. Wenn wir aber etwas in unserem Langzeitgedächtnis behalten wollen, damit wir es wirklich nicht vergessen, dann müssen die Erinnerungen im gesamten

Gehirn gespeichert werden - ein Prozess, der Wochen dauern kann. Im Laufe dieses Kapitels werden wir herausfinden, wie Langzeitgedächtnisse entstehen und was genau unsere Gehirnzellen tun, um sich an eine Erinnerung wachzurufen, wenn wir sie brauchen.

Was ist eigentlich eine Erinnerung?

Was meinen wir dann wirklich, wenn wir über eine Erinnerung im Gehirn sprechen? Was passiert mit den Neuronen, wenn wir an eine glückliche Kindheitserinnerung, in der wir mit unseren Freunden spielten, zurückdenken? Wird die Erinnerung als eine Gruppe von Bildern oder ein kurzes Video wiedergegeben? Könnten wir, wenn wir uns die Neurone ansehen (und ja, das können wir), wirklich die Erinnerung sehen? Technisch ist es möglich.

Obwohl wir Wissenschaftler noch nicht in der Lage sind, eine Erinnerung zu entschlüsseln, indem wir ein Neuron einfach nur betrachten, gibt es Veränderungen, die in jeder Gehirnzelle passieren, um eine Erinnerung zu schaffen. Dies wurde in Bezug auf unser Langzeitgedächtnis in einem Teil des Gehirns, dem Hippocampus, viel untersucht. Die Dichte an Gehirnzellen ist im Hippocampus besonders hoch, und daher können wir die Gedächtnisbildung hier besonders gut untersuchen. Eine Erinnerung ist jedoch nicht einfach ein Kamerafilm, auf dem ein Ereignis gespeichert ist – vielmehr werden kleine Details über die Erfahrung codiert, die wir dann jedes Mal neu zusammenstellen, wenn wir uns an etwas erinnern. Wir drehen das Video also jedes Mal aus Ersatzteilen neu, weshalb Sie sich jedes Mal, wenn Sie sich daran erinnern, ein wenig anders daran erinnern werden. In den Neurowissenschaften wird dieses Konzept, dass jede

Erinnerung von einer Reihe von Neuronen kodiert wird und später sogar noch mehr Neurone rekritiert werden als *räumlich verteiltes Gedächtnis* (englisch spare distributed scheme) bezeichnet.[40] Erinnerungen hängen auch von unserem emotionalen Zustand ab. Das, was wir zum Zeitpunkt des Ereignisses fühlen, als auch unser Emotionszustand, wenn wir versuchen, uns an etwas zu erinnern, spielt eine große Rolle dabei, wie wir uns an etwas erinnern.

Da Erinnerungen aus all diesen winzigen Details bestehen, werden sie tatsächlich überall in unserem Gehirn erstellt und gespeichert und zwar als Verbindungen zwischen den Gehirnzellen, die unsere emotionalen Reaktionen, Farbe, Klang, Geschmack und so ziemlich jedes andere Detail kodieren, das Sie sich vorstellen können. Das Langzeitgedächtnis wird in einem Prozess erstellt, der als Langzeitpotenzierung oder kurz LTP (aus dem englischen long-term potentiation) bezeichnet wird und Minuten bis Wochen dauern kann. Wir werden uns als nächstes genau ansehen, was LTP für unsere Gehirnzellen wirklich ist.

Langzeitgedächtnis im Gehirn

Langzeiterinnerungen werden gebildet, wenn etwas passiert, das dazu führt, dass viele Gehirnsignale oder Aktionspotentiale gleichzeitig in einen ganz bestimmten Gehirnbereich gelangen. Diese intentsive Aktivierung führt zu Veränderungen in den betroffenen Neuronen. Diese Veränderungen nennen wir Neurowissenschaftler Plastizität und, da diese Veränderungen während unseres gesamten Lebens auftreten können, wird das Gehirn oft als plastisch bezeichnet.

Plastizität verändert Synapsen, sodass die Kommunikation zwischen ihnen verbessert wird und beim nächsten Mal einfacher und effizienter ist. Dies kann auf verschiedene Arten geschehen, aber das LTP ist bei Weitem am meisten untersucht. Stellen Sie sich eine Gehirnzelle als eine Straße vor, eine Hauptstraße, die durch eine Stadt geht. Am Ende der Straße gibt es viele Ausfahrten (Synapsen), die zu anderen kleineren Straßen (Dendriten) und schließlich zu anderen Städten (anderen Neuronen) führt[a]. Dies bedeutet, dass jede Ausfahrt zu einem ganz bestimmten Ort führt (sie können sich an ganz spezifische Sachen erinnern). Wenn etwas sehr Wichtes, das Sie in Erinnerung behalten möchten, passiert, (z. B., dass Sie zu einem Beyoncé-Konzert fahren), dann wird die Ausfahrt zum Stadion voller Autos sein, viel mehr als sonst (was im Gehirn eine Steigerung der Zahl der Aktionspotentiale ist). Weil so viele Leute zum Konzert wollen, würde die Ausfahrt (Synapse) in Richtung Stadion verstopfen und ein Stau entstehen.

Daher parken die Menschen ihre Autos und gehen zu Fuß zum Stadion (die Menschen sind Neurotransmitter, die sich auf das nächste Neuron zubewegen). Sobald sie endlich im Stadion angekommen sind (es dauert etwa 0,0005 Sekunden), stellen die Beyoncé-Fans dann aber fest, dass sie durch ein enges Tor (den sogenannten *AMPA-Rezeptor*) gehen müssen.

Jetzt gibt es ein Problem - es gibt einfach zu viele Menschen und zu wenige Tore, und so muss ein weiteres Tor geschaffen werden (*NMDA-Rezeptor*). Mit dem zusätzlichen Tor, das die Leute jetzt hereinlässt, ist der Eindrang der

[a] Wenn Sie sich ein Neuron als einen Arm vorstellen, dann sind die Dendriten die langen Finger, die sich zu anderen Armen ausstrecken. Die Synapse wären die Fingerspitzen, die ausstrecken, um andere Fingerspitzen zu berühren. Wie romantisch!

Menschen zwar kontrollierter, aber das Konzert ist immer noch sehr beliebt (Es ist eine ausverkaufte Veranstaltung, in der man Beyoncé auf einem Elefanten reiten sehen kann während sie in perfektem Koreanisch singt.). Deshalb schickt der Typ am Tor jemanden zu der Straße, auf der alle Autos geparkt sind, um den Wartenden mitzuteilen, dass es in Ordnung ist, mehr Leute hinüber zu schicken, weil die zusätzlichen Tore jetzt offen sind.[b]

Dieser Bote hat jedoch die Besonderheit; er geht nicht einfach wie gewohnt zur Straße. Nachdem er die Menschenmassen dort gesehen hat, will er sich nicht durchkämpfen müssen. Stattdessen schnappt er sich eine handvoll Ballons, die mit Stickoxid gefüllt sind (wenn man dort noch zusätzlichen Stickstoff hinzufügt macht man Lachgas) und schwebt zur ursprünglichen Straße, wo alle Autos geparkt sind. Dies geschieht tatsächlich in den Neuronen. Stickstoffmonoxid wird an das erste Neuron zurück gesendet und fungiert als sogenanntes retrogrades Signal.

Jetzt kommen also noch mehr Leute ins Stadion, um Beyoncé zu sehen. Es kann Wochen dauern, bis diese Plastizität oder Veränderung vollständig entwickelt ist, aber sie ist die Grundlage für neue Langzeiterinnerungen im Gehirn. Dieser ganze Prozess wird als Langzeitpotentizierung (LTP) bezeichnet. Plastizität beschreibt die Tatsache, dass die Straßen nun immer diese zusätzlichen Tore haben und effizienter arbeiten, wenn Sie das nächste Mal auf die

---

[b] Wenn der Neurotransmitter Glutamat an den ersten Rezeptor (AMPA) oder in diesem Szenario an das erste Tor bindet, verändert es die Synapse ein wenig. Es verursacht eine kleine Änderung der Spannung, die Magnesium freisetzt, das im anderen Gate oder NMDA-Rezeptor saß. Jetzt arbeiten beide und Glutamat bindet an beide.

Erinnerung zugreifen wollen. Die Synapse hat sich dauerhaft verändert. Sie haben eine neue Erinnerung![c]

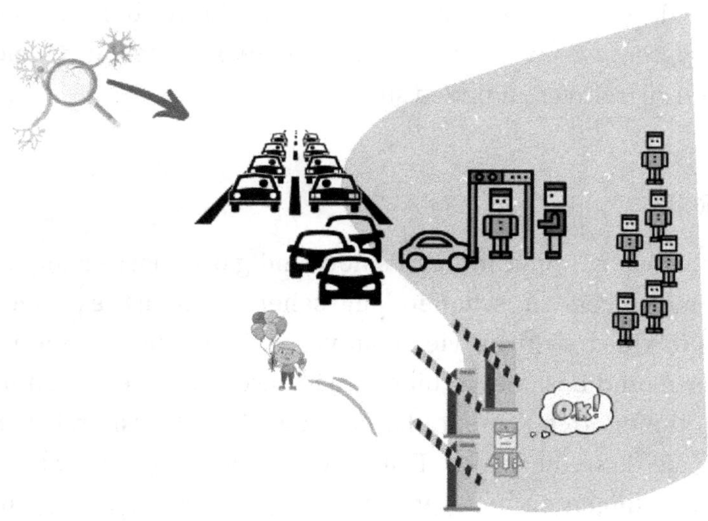

Die Langzeitpotenzierung ist ein mehrstufiger Prozess, der im Laufe der Zeit zu einer neuronalen Anpassung führt.

Wenn jetzt nicht ganz so viele Leute Beyoncé wirklich sehen wollen, passieren diese Veränderungen nie vollständig. In diesem Fall kann das Gehirn vergessen, dass das Konzert jemals stattgefunden hat. Dies wird als Langzeitdepression oder LTD (englisch long-term depression) bezeichnet und tritt z. B. im Kleinhirn auf, um zu lernen, wie man läuft oder Fahrrad fährt und uns nicht daran erinnern wollen, wie man hinfällt. Wir wollen in Erinnerungen behalten, dass wir aufrecht bleiben und erfolgreich sind. Es ist jedoch wichtig zu beachten, dass dies im Unterbewussten stattfindet und wir es

[c] Innerhalb des Neurons wäre das Konzert äquivalent zu erhöhten Kalziumionen, die all diese Veränderungen im Neuron verursachen und damit dieSchaffung eines Gedächtnisses ermöglichen.

nicht nutzen können, um Erinnerungen zu vergessen, die wir nicht haben wollen – auch wenn ich sicher bin, dass wir uns alle diese Fähigkeit wünschen. Forschungsergebnisse zeigen uns, dass wir Langzeiterinnerungen nie wieder wirklich vergessen: Sie werden immer irgendwo aufbewahrt, auch wenn sie schwer zu finden sind.

FURCHT

Obwohl der Hippocampus als notwendig für unsere Fähigkeit Erinnerungen zu schaffen angesehen wird, ist es in der Realität des Gehirns viel komplexer. Wir sind emotionale Wesen, und deshalb verbinden wir unsere Erinnerungen mit Emotionen. Der Temporallappen (der Gedächtnisbereich) ist für die Erstellung von Erinnerungen wichtig ist und hat Verbindungen zu anderen Bereichen unseres Gehirns. Zum einen gibt es Verbindungen zu Bereichen, die uns sagen, ob es sich um eine glückliche Erinnerung handelt und uns ein gutes Gefühl geben. Zum anderen gibt es auch Verbindungen zu Bereichen, die sich an einen bestimmten Geruch erinnern (wie z. B. Parfüm oder Kerzen, die nur zu Weihnachten verwendet werden). Das trägt dazu bei, das bestimmte Erinnerungen immer mit diesem Reiz verbunden sind. Wenn ein bestimmter Geruch oder Geschmack bei Ihnen also Erinnerungen zurückbringt, liegt das daran, dass diese spezifische Gehirnverbindungen aktivieren und das gesamte Gedächtnis auslösen.

Schließlich spielen auch die Frontallappen unseres Gehirns eine Rolle bei der Gedächtnisbildung. Dazu gehören der präfrontale Cortex (PFC) und der anteriore cinguläre Cortex (ACC), die als Hauptbibliothekare fungieren und die Bücher in der Bibliothek betrachten, bevor wir sie ausleihen, um sicherzustellen, dass sie den gewünschten Zweck haben (Sie verleihen unseren Erinnerungen Kontext und Bedeutung.). Genauso, wie wir uns an glückliche Ereignisse in unserem Leben erinnern, können wir uns auch an Dinge erinnern, die uns Angst gemacht haben. Wir lernen im Wesentlichen, vor Dingen Angst zu haben, die für uns gefährlich sein könnten. Die *Amygdala*, ein kleiner Bereich an der Spitze des Hirnstamms, spielt eine große Rolle in unseren Emotionen und Ängsten und hat Verbindungen zu vielen anderen Bereichen unseres Gehirns, die helfen, diese Angst im Zuammenhang wahrzunehmen. Wenn wir zum Beispiel während wir einen Film sehen Angst haben, obwohl uns in Wirklichkeit uns nichts wirklich verletzen kann, erklären unsere Logikzentren dem Rest des Gehirns, dass wir nicht wollen, dass diese Angst eine belastende Erinnerung bildet (Die Logikzentren machen dies nicht immer richtig, was zu Angst und Angststörungen führen kann). Im Gegensatz dazu, kann unser Gehirn auch entscheiden, dass eine beängstigende oder gefährliche Situation, wie der Angriff in einer dunklen Gasse, in Erinnerung bleiben soll. Auf diese Weise erkennen wir beim nächsten Mal die Gefahr und entwickeln eine angemessene Angst vor dunklen Gassen in der Nacht. Alles dank unserer Amygdala, dem PFC, dem Hippocampus und all den anderen.

Ein Mann namens H.M.

Historisch haben Neurowissenschaftler viel über die Funktionsweise des Gehirns gelernt, in dem sie Menschen nach Verletzungen beobachtet haben. Besonders interessant und aufschlussreich war es, Gehirne zu untersuchen, die beschädigt waren oder Läsionen haben. Im Jahr 1953 entschied sich ein 27-jähriger Mann namens Henry Molaison, der jedoch mit seinen Initialen H.M. bezeichnet wird und an schwerer Epilepsie litt, sich operieren zu lassen, um die Epilepsie los zu werden. Der Eingriff hatte tragische Folgen. Es wurde so viel von seinem Schläfenlappen (Temporallappen) entfernt, dass H.M. seine Fähigkeit verlor, neue Erinnerungen zu bilden. Er konnte sich an die Namen von Freunden und Familie aus der Zeit vor der Operation erinnern, aber alle neuen Menschen, die er traf, vergaß er schnell. Er verlor auch die Erinnerungen an Ereignisse, die in den 10 Jahren vor seiner Operation passiert waren.

Interessanterweise konnte sich H.M. jedoch leicht an eine Reihe von Zahlen zu erinnern, wenn er gebeten wurde sie sich diese kurz zu merken. Sobald er aber abgelenkt war oder eine neue Aufgabe begann, vergaß er sie sofort. Aufgrund von H.M. wissen wir heute, dass der mediale Temporallappen für die Umwandlung von Informationen in ein Langzeitgedächtnis unerlässlich ist. Im Wesentlichen ist dies der ruhige und höfliche Bibliothekar, der organisiert, wo die Bücher hingehen, damit sie zu einem späteren Zeitpunkt leicht abgerufen werden können. Weitere Studien haben uns gezeigt, dass Bereiche neben dem Hippocampus, die als *Nucleus caudatus* und *Putamen* bezeichnet werden, für das Lernen und das Gedächtnis wirklich wichtig sind. Dies wurde beobachtet, als Naturwissenschaftler Gehirne von Gedächtnismeistern untersucht haben (Ja, Gedächtnismeister gibt es wirklich und das ist sehr cool.). Obwohl es ein tragischer Zwischenfall war, haben wir von H.M. viel darüber gelernt, wie das Gehirn Erinnerungen in die Langzeitspeicherung überträgt. Ironischerweise wird er dafür nie vergessen werden.

Wenn wir das alles wissen, können wir dann unser Gedächtnis verbessern?

Fällt es Ihnen leicht sich an einen Hochzeitstag oder Live-Sportveranstaltungen oder vielleicht sogar an einen Autounfall zu erinnern? Oder müssen Sie hart arbeiten, um sich daran zu erinnern? Was ist mit einem Gespräch, das Sie vor einem Jahr an einem zufälligen Dienstag mit einem Freund hatten – erinnern Sie sich, worüber Sie gesprochen haben?

Einige Dinge, die uns passieren, scheinen für immer in unserem Gedächtnis verwurzelt zu sein (gute Dinge, aber auch Schlechte), ganz ohne viel Aufwand. Dafür gibt es einen Grund. Unser Gehirn liebt es, neue Dinge zu lernen und reagiert sehr stark auf Ereignisse, die viele unserer anderen Sinne (Klang, Vision usw.) einbeziehen und einen hohen emotionalen Inhalt haben. Das hat während unserer gesamten Evolution eine ganz wesentliche Rolle gespielt. Wenn wir zufällig auf ein unerwartetes Gewässer mit Trinkwasser stießen, hätte sich unser Gehirn daran erinnern wollen. Auf der anderen Seite war es auch sinnvoll, sich zu merken, wo sich ein gefährliches Gebiet voller Raubtiere befindet, dass wir in Zukunft meiden müssten. Ereignisse, die emotionale Reaktionen auslösen, wie z. B. die Aufregung, wenn wir Trinkwasser finden, werden sie von unserem Gehirn leichter gespeichert, damit sie zur Verfügung stehen, wenn die Informationen benötigt werden. Wenn das Gehirn Informationen nicht für neu oder besonders interessant hält (wie ein Gespräch, das Sie bereits hundertmal geführt haben), dann wird in unseren Neuronen keine besonders starke Reaktion ausgelöst, sodass sich unser Gehirn auf wichtigere Dinge konzentrieren kann.

Gedächtnismeister nutzen dieses Verständnis der Neurowissenschaften zu ihrem Vorteil. Das Gehirn kann sich eine

Zahlenfolge (weniger als 10 Ziffern) für kurze Zeit merken, bevor es sie vergisst. Wenn man sie länger behalten möchte, kann man die Zahlen immer wieder wiederholen, in der Hoffnung, dass sie im Langzeitgedächtnis kodiert werden. Das beruht darauf, dass der wiederholte Reiz irgendwann die Synapsen stärkt. Das ist aber eine sehr langsamer und sehr langweiliger Prozess. Stattdessen assoziieren Gedächtnismeister ein imaginäres Bild, eine Szene oder eine Person mit einer bestimmten Zahl (das funktioniert auch für Dinge, die keine Zahlen sind). Gedächtnisweltmeister Ryu Song kann sich eine Zahlenfolge bestehend aus fast 7.500 binären Ziffern (nur Nullen und Einsen) in nur 30 Minuten merken. Es hat sich gezeigt, dass sich die Gehirne von Gedächtnissportlern (ein offizieller Begriff) auf Grund der jahrelangen Praxis verändern, um dieses übermenschliche Gedächtnisfunktion zu erreichen. Funktionelle MRT-scans (fMRT) zeigen, dass der Hippocampus und der Nucleus caudatus größer sind und die Verbindung zwischen beiden verbessert ist.[41] Diese fMRT-Messung war so genau, dass die Forscher die Ranglisten in den Gedächtnismeisterschaften an Hand der Gehirngröße vorhersagen konnten.

Da die Scans an Menschen durchgeführt wurden, nachdem sie bereits jahrelang den Gedächtnistraining gewidmet hatten, ist es unbekannt, ob die Konnektivität zwischen den Gehirnbereichen (wie leicht die Gehirnregionen miteinander sprechen) oder Gehirngrößen bereits größer war als bei „normalen“ Menschen, bevor sie Gedächtnissportler wurden. Es ist jedoch unwahrscheinlich, dass dies der Fall ist. Es ist wahrscheinlicher, dass sie mit einem normalen Gehirn geboren wurden und sich das Gehirn dann, durch die zusätzlichen Anforderung der Gedächtnisaufgaben, auf diese Weise entwickelt hat.

Dies bedeutet, dass Sie Ihr Gedächtnis mit den gleichen Techniken verbessern können, die Gedächtnismeister verwenden. Der Trick besteht darin, sich etwas Einzigartiges, sehr Seltsames, das andere Sinne wie Ihren Geruch und Geschmack anspricht, vorstellen, (stellen Sie sich z. B. vor, dass ein übel riechender Troll, der auf einem Pferd reitet die Zahl 10 darstellt). Im Laufe der Zeit und mit etwas Übung können diese übertriebenen Szenen und Bilder helfen, sich in Sekundenschnelle an fast alles zu erinnern. Es mag seltsam erscheinen, aber weil das Gehirn nicht oft an einen Troll, der auf einem Pferd reitet, denkt, möchte es sich daran erinnern. Weitere Gedächtnistechniken verwenden Orte wie ein Haus oder eine Stadt, mit denen Sie vertraut sind, die dann mit vielen kreativen Bildern gefüllt werden, welche das Gehirn sich leichter merkt.

Probieren Sie es selbst aus! Versuchen Sie, ob Sie sich 7.500 Zahlen als Folge von lustigen Bildern besser merken können, anstatt sie nur zu wiederholen.

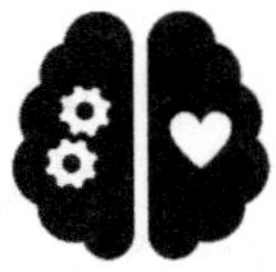

Hat ein Genie ein anderes Gehirn?

Werden einige Menschen mit einem Gehirn geboren, das sie dazu bestimmt, ein weltbekannter Mathematiker oder ein Künstler zu werden, der jeden Menschen mit einem einzigen Pinselstrich zu Tränen rühren kann? Sind diese Eigenschaften vom Tag unserer Geburt fest in unserem Gehirn verdrahtet oder können sie erworben, angepasst und genutzt werden? Hat ein Genie ein anderes Gehirn?

Wenn ich an Intelligenz denke, denke ich an einen Charakter im Stile des Matt Damons, der Gleichungen an eine Tafel schreibt, ganz wie im Film *Good Will Hunting*. Aber es gibt unterschiedliche Arten von Intelligenz (laut einer aktuellen Theorie mindestens neun), wie z. B. Zwischenmenschliche, logisch-mathematische und musikalische Intelligenz. Im Allgemeinen wird Intelligenz davon bestimmt, wie gut das Gehirn mit anderen Regionen verbunden ist. Lassen Sie uns darüber ein bisschen mehr nachdenken.

Um diese Fragen zu beantworten, werden wir uns auf logisch-mathematische Intelligenz konzentrieren, die am ehesten der traditionellen Sicht von Intelligenz und IQ entspricht. In den Neurowissenschaften wird Intelligenz auf eine von drei Arten untersucht. Die Erste besteht darin, die Struktur und Funktion des Gehirns zu untersuchen – wir stellen im Wesentlichen die Frage, ob das Gehirn je nach IQ anders aussieht? Eine zweite Art besteht darin, nach Unterschieden im Erbmaterial zu suchen und Gene zu analysieren, die mit Intelligenz in Verbindung gebracht werden. Die Dritte betrifft unsere Umwelt und unsere Lebenserfahrungen und wie sie zu unserer Intelligenz beitragen. Das bedeutet, dass wir, wenn wir unser ganzes Leben damit verbringen, Quantenmechanik zu studieren, gute Chancen haben, unseren IQ verbessern.

Es ist ein weit verbreiteter Mythos, dass Menschen klug geboren werden und, dass es danach nicht viel gibt, was man tun kann. Wenn man nicht das Glück hat, mit dem Potenzial für einen astronomischen IQ geboren zu werden, dann hat man verloren. Das stimmt nicht! Es stimmt aber, dass die Gehirnen von Menschen, mit einem höheren Grad an Intelligenz, etwas anders aussehen.

Von kleinen Gehirnstücken, die während einerOperation entfernt wurden, haben wir gelernt, dass die Dendriten der Neurone (die langen ausgestreckten Arme des Neurons) größer sein können und sie sich mit anderen Neuronen in komplexere Bahnen verzweigen.[42] Darüber hinaus sind die Frontal- und Temporallappen des Gehirns, die weithin als Quelle eines Großteils unserer Intelligenz angesehen werden, bei Menschen mit einem höheren Intelligenzniveau größer. Beide Messungen wurden mit dem IQ korreliert. In anderen Worten bedeutet das, dass größere und kompliziertere Gehirne eine Person klüger machen.

Wenn das der Fall ist, würden wir erwarten, dass Menschen mit einem größeren Gehirn die klügsten unter uns sind, oder? Eine Forschungsgruppe untersuchte viele verschiedene Studien über Gehirngröße und IQ, untersuchte mehr als 8.000 Gehirne und bestätigte, dass ein größeres Gehirn tatsächlich ein Faktor ist, der zur Intelligenz beiträgt.[43] Bevor wir jedoch zu schnell Rückschlüsse ziehen, sollte klar gestellt werden, dass die Gehirngröße nur eine von vielen

Variablen ist, die zur Vorhersage von Intelligenz beitragen. Es sollte auch erwähnt werden, dass es die relative Größe des Gehirns im Vergleich zu der Person ist, die zählt und nicht die absolute Größe des Gehirns. Die Forscher erkannten schnell, dass, obwohl die Gehirngröße ein Faktor ist, sie in Wirklichkeit keine große Rolle spielt. Vielmehr kommt es darauf an, wie gut die Gehirnbereiche verbunden sein und wie gut es mit anderen Regionen kommuniziert.

Diese Gehirnkonnektivität ist das Geheimnis vieler Glanzleistungen, die das Gehirn vollbringt, und soweit wir Neurowissenschaftler wissen, ist es der wahre Grund, warum Menschen intelligenter werden. MRT-Scans zeigen, dass Informationen freier und effizienter fließen können, wenn bestimmte Gehirnregionen, wie die *anteriore Insula* und der *Gyrus occipitalis medius* (mittlere Windung des Hinterhauptslappens), gut mit dem Rest des Gehirns verbunden sind. Das ist es, was unser Gehirn ein bisschen intelligenter macht.[a,44] Die verbesserte Verbindung ermöglicht es intelligenten Nachrichten, Vorrang haben, wenn sie ihren Weg durch das Gehirn finden - ein bisschen so, als hätte man einen genialen Freund auf der Kurzwahl, während andere im normalen Telefonbuch sind. Gehirnscans haben auch gezeigt, dass in Gehirnen von Intelligenten die Verbindungen zwischen anderen Bereichen, die ablenkende oder irrelevante Informationen für eine vorliegende Aufgabe liefern könnten,

[a] Die *anteriore Insula* ist wichtig für Dinge wie unsere Selbstwahrnehmung und Entscheidungsfindung, und der Gyrus occipitalis medius spielt eine wichtige Rolle in unserem räumlichen Bewusstsein, d.h. der Wahrnehmung des eigenen Körpers und anderer dreidimensionaler Dinge im Geist.

schwächer sind, wodurch das neuronales Netzwerk effizienter wird und wir intelligenter werden.[b]

Es sind jedoch nicht nur Verbindungen zu anderen Regionen im Gehirn, sondern auch die innerhalb einzelner Regionen, die wichtig sind. Stellen Sie es sich das wie folgt vor. Sie telefonieren mit einem entfernten Verwandten, der sich irgendwo auf einer Insel sonnt. Es ist großartig, miteinander zu sprechen und Sie müssen herausfinden, ob der Verwandte zu den Feiertagen zu Besuch kommt. Natürlich müssen Sie auch mit Ihrer unmittelbaren Familie, Ihren Eltern und Geschwistern sprechen, da das Treffen bei ihnen stattfinden wird. Daher ist es am wichtigsten, und das trifft auch auf Intelligenz zu, mit den naheliegenden Eltern und Geschwistern zu sprechen. Sofern das Treffen nicht in Ihren eigenen vier Wänden stattfindet, nützt es nicht viel, weit entfernte Verwandte einzuladen, bevor Sie mit Eltern und Geschwistern gesprochen haben. Wenn Ihr Gehirn sowohl mit der engen Familie als auch mit entfernten Verwandten klar und präzise sprechen kann, hat dies große Auswirkungen darauf, wie sich Intelligenz entwickelt.

Das Gehirn der Großen

Dieses Konzept macht für die meisten Menschen Sinn, aber wie sieht es mit dem Gehirn eines Genies aus? Wenn wir Unterschiede zwischen Menschen in normalen

---

[b] Insbesondere Verbindungen mit dem *Lobulus parietalis inferior* (sogenannter untere Parietallappen), welcher an der Wahrnehmung von Emotionen, Aufmerksamkeit und Sprache beteiligt ist. Der *Gyrus frontalis superior*, ist auch wichtig für höhere kognitive Funktionen und Erinnerungen, sowie die *temporoparietale Verbindung* (der Übergang zwischen Schläfen- und Seitenlappen), die viele Funktionen hat, die mit unserer Moral, Mathematik, Wahrnehmung, Aufmerksamkeit und sozialen Interaktionen zu tun haben.

wissenschaftlichen Studien sehen können, dann sollte es möglich sein, sie im Gehirn von jemandem wie Albert Einstein zu sehen.

Einsteins Gehirn wird seit Jahrzehnten untersucht (und gegen seinen Willen, möchte ich hinzufügen). Wissenschaftler haben es in jeder erdenklichen Weise betrachtet und eine Reihe von auffälligen Merkmalen gefunden. Das Gehirn besteht aus Neuronen und vielen anderen Zellen, die Gliazellen genannt werden. Gliazellen tun viele verschiedene Dinge, um die Neuronen zu unterstützen, und helfen letztendlich dem Gehirn, seine beste Leistung zu erbringen. Einsteins Gehirn hatte sehr viele Gliazellen, insbesondere in Bereichen, die mit der mathematischen Verarbeitung, Integration und der Integration von Informationen aus verschiedenen Hirnregionen verbunden sind. Es wird vermutet, dass dies, in Kombination mit einer besseren Verbindung zwischen den beiden Gehirnhemisphären, für Einstein's berühmt-berüchtigte Gedankenexperimente und seine intellektuellen Fähigkeiten verantwortlich sein könnte.[c]

Man sollte aber bedenken, dass wir von Einstein's Gehirn im Gegensatz zu anderen veröffentlichten Daten nicht wirklich viel über den Geist eines Genies gelernt haben. Es ist und bleibt EIN einzelnes Gehirn. Damit wir wirklich verstehen, was ein Genie ausmacht, müssten wir Hunderte von genialen Gehirnen untersuchen, um die Unterschiede vergleichen zu können. Einige der Studien, die Einstein's Gehirn untersuchten, hatten mehrere Fehler, was einige der Daten ungültig macht. Selbst die signifikantesten

[c] Zwei Bereiche zeigten eine größere Anzahl von Gliazellen: der *Lobulus parietalis inferior*, der stark an der Mathematik beteiligt ist, und der *Gyrus anguaris*, der Teil des parietalen Kortex ist und an der Zahlenverarbeitung, dem Gedächtnis und der Aufmerksamkeit beteiligt ist.

Veränderungen, die in Einsteins Gehirn beobachtet wurden, könnten einfach das Ergebnis lebenslangen Lernens sein, was zu einem verbesserten Gehirn und IQ führte. Während einige glauben, dass Einstein's Gehirn uns Hinweise auf sein Genie geben könnte, denken andere, dass wir zu viel von den Forschungsstudien verlangen.

Wenn wir in die Vergangengeit zurückblicken, fällt es überraschend schwer, zu verstehen, was eine Persönlichkeit großartig gemacht hat. Das hat aber ein Forschungsteam nicht davon abgehalten, es zu versuchen. Leonardo da Vinci gilt weithin als einer der talentiertesten Menschen, die je gelebt haben. Er war berühmt für seine Brillanz als Künstler, Erfinder und Ingenieur, und daher hat die Frage danach, was sein Gehirn so spektakulär machte, viele über Jahrhunderte fasziniert. Ein Team von Wissenschaftlern hat entdeckt, dass da Vinci ADHS (Aufmerksamkeitsdefizit-/Hyperaktivitätsstörung) gehabt haben könnte, was durch Anfälle von Prokrastination, Gedankenwanderung und Unruhe gekennzeichnet ist.[45]

Die Wissenschaftler vermuten, dass er aber in der Lage war, seine ADHS positiv zu kanalisieren und dies regte seine Kreativität an. Sie haben auch die Hypothese aufgestellt, dass er eine Form von Legasthenie gehabt haben könnte, was die Person da Vinci nur noch wunderbarer und rätselhafter macht. Die Wirklichkeit werden wir leider nie herausfinden, aber es zeigt, dass jeder, ganz egal, was für ein Gehirn er hat, das Potenzial hat, großartig zu sein.

Kannst du dein Gehirn in das eines Genies verwandeln? Wissenschaftliche Studien zeigen uns, dass kontinuierliches Lernen und Sich selbst fordern das Gehirnvolumen, die Konnektivität und die Intelligenz verbessern, weil sich Ihr Gehirn an die neuen Herausforderungen anpasst. Glaubt man der Netzwerktheorie der Neurowissenschften, hat jeder die Möglichkeit, sein Intelligenzniveau zu verbessern, egal, wer er ist. Da Intelligenz mit der Struktur der Gehirnnetzwerke verbunden ist (die unmittelbare Familie, die die Urlaubsparty in der obigen Analogie veranstaltet), haben Sie die beste Chance, Ihre Intelligenz und Ihren IQ zu verbessern, wenn Sie kontinuierlich Lernen und Sich neuen Erfahrungen auszusetzen. Das sind Dinge, die wir alle tun können, auch wenn wir kein "geniales" Gehirn haben.

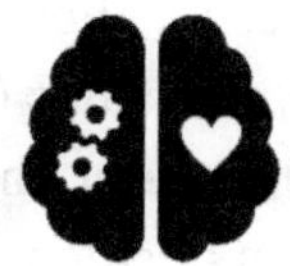

Kann das Gehirn wirklich Multitasking betreiben?

Wenn man sie fragt, sind die meisten Menschen sehr stolz darauf, sagen zu können, dass sie unglaubliche Multitasker sind. Sie können zwei Dinge gleichzeitig tun und sie so gut machen, dass man in Ehrfurcht davor ist, wie großartig sie sind. Aber stimmt das alles? Können wir wirklich fahren, während wir eine SMS schreiben, oder ein Buch lesen, während wir eine E-Mail schreiben?

Obwohl Sie vielleicht das Gefühl haben, dass Sie sehr gut darin sind, mehrere Dinge gleichzeitig zu erledigen (Multitasking), sind Wissenschaftler da anderer Meinung. Multitasking wurde im Labor auf verschiedene Arten untersucht, die es Wissenschaftlern ermöglichen, die Gehirnaktivität aufzuzeichnen. Diese Daten zeigen uns, dass das Gehirn eigentlich wirklich nur in der Lage ist, einer Sache gleichzeitig Aufmerksamkeit zu schenken. Versucht man, zwei Aktivitäten gleichzeitig zu machen, konkurrieren die beide um die gleiche Gehirnleistung und Aufmerksamkeit, was das Gehirn wirklich herausfordert. Weil das Gehirn nicht beide Dinge nicht wirklich gleichzeitig tun kann, muss es zwischen beiden Aufgaben schnell in und her wechseln[46] – etwas, was die Wissenschaftler (eher unkreativ) *task switching* (englisch für Aufgabenwechsel) nennen.

Das Problem beim *task switching* ist, dass beide Aufgaben das Gehirn nach Anweisungen und relevanten Informationen darüber fragen, was zu tun ist. Wenn wir ein Buch lesen und gleichzeitig eine E-Mail schreiben möchten, können wir anfangen, ein Kapitel zu lesen, aber wenn wir uns wieder auf die E-Mail konzentrieren, muss das Gehirn die Anweisungen, die es zum Lesen vorbereitet hatte, stoppen und die Blaupausen zum Schreiben abrufen. Daher gibt es eine kurze Verzögerung bevor wir mit dem Schreiben beginnen, während sich unser Gehirn vom Lesen anpasst. Gleichzeitig muss das Gehirn herausfiltern, welche Informationen jeweils relevant sind, und so sinkt unsere Leistung für jede Aufgabe. Wenn wir dann wieder zum Lesen überwechseln, muss unser Gehirn sich ebenfalls neu organisieren, was zu einer geringeren Produktivität beim Lesen und Schreiben führt, als wenn es nur eines der beiden Aufgaben tut. Das ist genau so, wie wenn wir zwischen verschiedenen Fernsehsendern umschalten. Wenn sie ständig zwischen verschiedenen Sendern wechseln, erhalten nicht das volle dramatische Erlebnis einer der beiden Fernsehsendungen.

Der Grund dafür ist in den exekutiven Bereichen des Gehirns zu finden. Der frontale Cortex kontrolliert unsere kognitive Funktion. Das bedeutet, dass er entscheidet, worauf wir achten und welche Informationen, die unser Gehirn gespeichert hat, möglicherweise für die eine oder andere Aufgabe sinnvoll sind. Er überwacht, was wir tun, und entscheidet schlussendlich, was wir zum müssen, um eine anstehende Aufgabe ausführen zu können. Versuchen wir nun zusätzliche Aufgaben hinzuzufügen, wird dieser Prozess gestört. Das bedeutet, dass unser Gehirn kein Multitasking betreiben kann.[a]

---

[a] Zu den frontoparietalen Regionen gehören der dl PFC und ACC (dorsolateraler präfrontaler Cortex und anteriorer cinguläre Cortex). Sie sind dafür verantwortlich, unsere Aufmerksamkeit auf eine Aufgabe zu richten und unsere Aufmerksamkeit auf andere, weniger wichtige Aufgaben zu reduzieren.

Wenn wir älter werden, funktioniert die Kommunikation des frontalen Cortexes mit dem Rest unseres Gehirns nicht mehr ganz so gut. Die Verbindungen zwischen dem frontalen Cortex und anderen Bereichen, zum Beispiel den Aufmerksamkeits- und Speicherbereichen, ist schwächer. Dies bedeutet, dass es für das Gehirn viel schwieriger ist, zwischen verschiedenen Aufgabe zu wechseln, als, wenn wir jünger waren.[47]

Damit sie die Hoffnung nicht ganz aufgeben, möchte ich Ihnen sagen, dass unser Gehirn ein wenig Multitasking betreiben kann, wenn die beiden Aufgaben ganz verschiedene Arten von Aktivitäten sind. Wir können zum Beispiel nicht gleichzeitig effektiv sprechen und schreiben oder einer Fernsehsendung zuhören während wir Lesen, weil beide Aufgaben jeweils erfordern, dass Sprachbereiche auf einem hohen Niveau funktionieren. Im Gegensatz dazu, kann unser Gehirn aber zwei Informationsströme verarbeiten, wenn sich die benötigten Gehirnbereiche nicht überschneiden. Wir können Musik oder ein Hörbuch (z. B. ein bestimmtes neurowissenschaftliches Buch von einem charmanten Engländer) hören, während wir eine motorische Aufgabe wie Laufen oder Gehen ausführen ohne jedes Mal umzufallen, wenn Sie Musik hören. Wenn Sie also wirklich Multitasking betreiben möchten, versuchen Sie, kreative Wege zu finden, um Aktivitäten zu kombinieren, die Ihr Gehirn separat bewältigen kann.

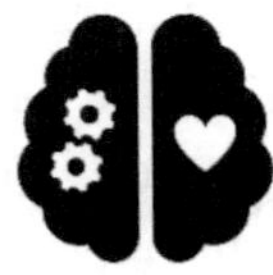

Was ist Depression und verändert sie das Gehirn?

Depression ist eine beeinträchtigende Krankheit mit weitreichenden Symptomen, die sehr unterschiedlich zwischen den Menschen ausfallen. Eine kurze Definition wäre, dass Depression eine Stimmungsstörung mit Episoden mit negativen Gedanken und Emotionen ist. In Wirklichkeit ist es aber viel komplizierter. Es ist eine wiederkehrende Krankheit (88 % der Menschen erleben mehr als eine Episode), die viele Aspekte des Lebens beeinflusst wie z. B. Stimmung und Motivation, Schlaf und Konzentration, was Menschen irgendwann anfälliger für Selbstmordgedanken macht. Die Zahl der Menschen, die jedes Jahr mit Depression diagnostiziert wird, ist erschreckend hoch: Etwa 20 % der Bevölkerung sind betroffen und oft tritt es bei Menschen zwischen Mitte 20 und Anfang 30 auf.[a,48]

Vielleicht haben sie schon ein wenig oder ein bisschen mehr über Depressionen gehört. Wenn ja, haben sie wahrscheinlich davon gehört, dass Depression durch ein Ungleichgewicht des Neurotransmitters *Serotonin* gekennzeichnet ist. Diese Hypothese wurde erstmals im 20. Jahrhundert aufgestellt, als entdeckt wurde, dass ein Medikament, dass zur Behandlung von Bluthochdruck verschrieben wird, auch Menschen mit depressionsähnlichen

---

[a] Es gibt eine Reihe von Supportwebsites, die Hilfe anbieten, wie z. B. www.eaad.net.

Symptomen half. Das Medikament, *Reserpine,* verringert die Konzentration von Neurotransmittern im Gehirn, insebesondere die Konzentration von sogenannten *Monoaminen,* zu denen Serotonin, Dopamin und Noradrenalin gehören. Diese Theorie wird deshalb auch als *Monoaminhypothese* bezeichnet. Obwohl es stimmt, dass im Gehirn von Menschen mit Depression die Spiegel von Monoaminen, insbesondere Serotonin, verringert sind, führt eine Erhöhung dieser Speigel während der Behandlung von Depressionen nicht immer zu großartigen Ergebnissen. Die Hypothese, dass niedriges Serotonin Depressionen verursacht, ist zwar alles andere als perfekt, aber sie ist eine beliebte Erklärung geblieben, vor allem auch, weil viele Medikamente, die Serotonin erhöhen, bei Patienten wirksam sein können. Alle Antidepressiva, die heute auf dem Markt sind, erhöhen mindestens eines dieser Monoamine. Dennoch bleibt die Monoaminhypothese umstritten, vor allem, weil es oft lange dauert, bis die Behandlungen einen Nutzen zeigen, und etwa 30 % der Menschen gar nicht zu reagieren.[b]

Es gibt jedoch einen Hoffnungsschimmer. Vor kurzem wurde ein neues Medikament, *Esketamin,* für den Einsatz bei Depressionen zugelassen, und es funktioniert besonders gut bei Menschen, die nicht auf normale Antidepressiva ansprechen. Es wirkt innerhalb von zwei Stunden und kann schwere Symptome einschließlich Selbstmordgedanken drastisch reduzieren. *Esketamin* wirkt auf eine völlig andere

---

[b] Wenn Neurotransmitter wie Serotonin in die Synapse freigesetzt werden, gibt es Transporter auf der Oberfläche der Neuronen, die den Überschuss absorbieren. Dies gewährleistet, dass das Neuron ein schnelles Signal empfängt und sich nicht, aufgrund übrig gebliebenen Neurotransmitters, in einem Zustand ständiger Aktivierung befindet. Diese Wiederaufnahmemechanismen werden durch Medikamente, die als selektive Serotonin-Wiederaufnahmehemmer bezeichnet werden, blockiert, sodass es jetzt mehr Serotonin an der Synapse gibt.

Weise als andere Antidepressiva. Es verändert die Signalwege, die der Neurotransmitter Glutamat im Gehirn beeinflusst, was dazu führt, das im Gehirn mehr sogenannte *Neutrophine*, Proteine, die Neuronen beim Wachstum helfen, produziert werden. Dies werden wir im Folgenden genauer diskutieren.

Pharmazeutische Medikamente sind nicht die einzige Art, auf die Wissenschaftler versuchen, Depressionen zu behandeln. Auf der Suche nach neuen besseren Optionen, insbesondere für Menschen, die nicht auf traditionelle Therapien ansprechen, hat das psychedelische Medikament *Psilocybin* vielversprechende Ergebnisse gezeigt. Daher wird seit Jahren diskutiert, dieses Halluzinogen zur Behandlung von Dingen wie Sucht, Angstzuständen, Depressionen und sogar bei der Meditation anzuwenden. Eine kleine klinische Studie hat vor Kurzem gezeigt, dass Psilocybin sowohl bei Depressionen als auch bei Angstzuständen wirksam ist, was wahrscheinlich auf die Erhöhung von Serotonin und Glutamat im Gehirn zurückzuführen ist.[49] Weitere Studien mit mehr Teilnehmers sind erforderlich, aber diese frühen Daten sind positiv.

Gehirnveränderungen

Ein gesundes Gehirn kann und wird sich im Laufe der Zeit verändern. Es bildet neue Verbindungen, die uns helfen, im Laufe unseres Lebens neue Dinge zu lernen. Bei Depressionen gehen viele dieser Verbindungen im Laufe der Zeit verloren.

Mit Hilfe von bildgebenden Verfahren wie MRT haben Wissenschaftler festgestellt, dass bestimmte Gehirnregionen bei Depressionen schrumpfen. Gedächtnisregionen wie der Hippocampus und andere nahegelegenen Bereiche, die Erinnerungen in einen Sinnzusammenhang stellen (PFC und

ACC) sind bei depressiven Patienten kleiner. Sie schrumpfen, weil graue Substanz (Neuronen und Synapsen), insbesondere in Gehirnbereichen, die für unsere emotionalen Gedanken steuern und, wie wir die Welt und uns selbst wahrnehmen, verloren geht. Die Wahrnehmung unserer Emotionen ist sehr wichtig dafür, unsere psychischen Gesundheit aufrecht zu erhalten und daher hat die Schädigung dieser Bereiche wahrscheinlich einen großen Einfluss auf unsere Gedanken und Gefühle während einer Depression.

Ein weiterer Bereich im Hippocampus, der als *Gyrus dentatus* (DG) bezeichnet wird, schrumpft bei unbehandelten depressiven Patienten im Vergleich zu behandelten Patienten dramatisch.[50] Diese Gehirnregion ist auch Teil des Gedächtnisses und hilft dem Gehirn, neue Erinnerungen zu bilden. Der DG wurde von Wissenschaftlern, die versuchen, einen Zusammenhang zwischen Depressionen und unserer Fähigkeit, positive emotionale Inhalte mit neuen Erinnerungen herzustellen, viel untersucht.

Stress – einer der größten Feinde des Gehirns

Wie genau führt eine Depression zu Veränderungen im Gehirn? Wissenschaftler können diese Frage noch nicht ganz vollständig beantworten, aber es hat sich gezeigt, dass chronischer Stress ein wichtiger Faktor sein könnte. Das wissen wir, weil wir im Labor Regionen im Gehirn wie den Hippocampus und *Gyrus dentatus* von Nagetieren, die unter chronischem Stress stehen, beobachtet haben.[51]

Der Körper reagiert sehr empfindlich auf Stress, insbesondere auf langfristigen, chronischen Stress. Die HHN-Achse (Hypothalamus – Hypophyse - Nebennierenrinde) kontrolliert unsere Stressantwort, indem sie Hormone aussendet, die uns helfen sollen, damit umzugehen. Eine schlechte Regulation der HHN-Achse während einer Depression führt zu höheren Spiegeln des Stresshormons *Cortisol.* Ein erhöhter Cortisolspeigel korreliert mit einer schlechten Therapieprognose und einer erhöhten Wahrscheinlichkeit dafür, dass Depressionen erneut auftreten. Daher würde es Sinn machen, dass sich Behandlungen auf die HHN-Achse konzentrieren, mit dem Ziel das Gleichgewicht wiederherzustellen. Bisher haben aber alle Versuche, die HHN-Achse zu modifizieren, nicht wirklich funktioniert, was bedeutet, dass wir den Zusammenhang zwischen HHN und Dperession noch unzureichend verstehen.

Eine kürzlich durchgeführte Studie hat eine bestimmte Gruppe von Neuronen im Hypothalamus (den *Nucleus arcuatus)* untersucht. Diese werden normalerweise durch Nahrung und Hunger oder emotionale Reaktionen aktiviert.[52] Das Forschungsteam fand heraus, dass unvorhersehbarer Stress, wie z. B. der unerwartete Tod eines Freundes oder Familienmitglieds, dazu führte, dass diese spezifischen Neuronen weniger aktiv waren. Sie haben nicht mehr so gearbeitet, wie sie sollten, was eine Erklärung dafür sein könnte, warum isolierte traumatische Ereignisse jemanden in die Abwärtsspirale der Depression schicken können. Das wirklich Interessante ist jedoch, dass die Forscher einiger der depressionsähnlichen Symptome bei Tieren verringern konnten, wenn die Neuronen dazu gebracht wurden, wieder zu arbeiten. Obwohl es schwierig ist, echte Depressionen in Tierversuchen zu reproduzieren, glaubt das Team, dass es ein fehlendes Glied gefunden hat, nach dem es gesucht hat. Diese spezifischen Neurone, die während einer Depression ausgeschaltet werden und, die bei Menschen ohne Depression aktiv sind, können entscheidend dafür sein, wie wir mit plötzlichen stressigen Ereignissen umgehen. Dies ist wichtig, weil wir vielleicht irgendwann Medikamente schaffen können, die diese Neuronen aktivieren und so nicht nur die Symptome, aber auch die zugrunde liegende Neurobiologie der Depression umkehren.

Ein weiterer wichtiger Akteur im Stressspiel ist der *brain-derived neurotrophic Factor* (BDNF, ein Neurotrophin, dass im Gehirn produziert wird). BDNF ist ein Protein, das Neurone am Leben erhält und sie zum Wachstum anregt, und es ist entscheidend dafür, dem Gehirn zu helfen, mit Stress umzugehen. Wenn der BDNF-Spiegel zu niedrig ist, sind wir anfälliger für die Auswirkungen von Stress auf unsere Gesundheit. BDNF-Spiegel im Gehirn sind während einer Depression reduziert, werden durch die Behandlung mit Antidepressiva erhöht, und korrellieren mit der Stärke der Symptome eines Patienten. Aufgrund dieser Beobachtungen glauben Wissenschaftler, dass BDNF beeinflussen kann, ob/wie Gehirnregionen während einer Depression schrumpfen. Wir wissen zwar noch nicht, warum sich BDNF bei bestimmten Menschen ändert, aber manchmal resultieren die Veränderungen daraus, dass sich das Erbmaterial, das für BDNF kodiert, leicht verändert (mutiert). Diese kleinen Veränderungen führen dazu, dass der DNS-Bauplan eines jeden Neurons anders ist, was zu nachgelagerten Problemen, die letztendlich zum Verlust der grauen Substanz und zum Schrumpfen bestimmter Gehirnregionen beitragen kann, führt. Dieser Prozess wurde beispielsweise im Hippocampus, einem Bereich, der nicht nur für die Gedächtnisfunktion, sondern auch für unsere emotionalen Netzwerke wichtig ist, beobachtet. Es wurde gezeigt, dass allein die leichte Veränderung von BDNF die Wahrscheinlichkeit erhöht, irgendwann in unserem Leben an Depressionen zu erkranken.

Obwohl Wissenschaftler glauben, dass Depressionen eine genetische Komponente d. h. Veränderungen in der DNS spielen eine Rolle (enge Familienmitglieder haben eine etwa dreimal höhere Wahrscheinlichkeit, eine Depression zu entwickeln) haben könnten, ist es immer noch unklar, warum manche Menschen darunter leiden und andere nicht. Wir wissen auch nicht, warum manche Menschen in ihrem Leben mehrere Episoden erleben oder, warum einige Menschen nicht auf bestimmte Behandlungen ansprechen. Genetische Risiken machen eine Person anfälliger für Depressionen, sind aber keine Garantie für Depressionen. Unsere Gene sind nur ein Teil der ganzen Geschichte.

Stress im Entwicklungsalter hat einen großen Einfluss darauf, ob wir als Erwachsener Depressionen entwickeln. Dieser Stress kann die *Funktionsweise* unserer Gene verändern, ein Forschungsgebiet, das Epigenetik genannt wird. Epigenetische Veränderungen können z. B. beeinflussen, wie BDNF in unserem Gehirn funktioniert und, können Neuronen in der HHN-Achse verändern. Eine Studie, die postmortales Hirngewebe untersucht, hat sogar gezeigt, dass Kindesmissbrauch durch epigenetische Veränderungen dazu führen kann, dass Axone von Neuronen im ACC einen Teil ihrer Isolierung (Myelin) verlieren (was ihnen hilft, Signale besser zu übertragen).[53]

Es ist also nicht nur die DNS, mit der wir geboren werden, sondern auch, wie unser Körper mit Stress und Traumata umgeht, die schwerwiegende Folgen für unsere psychische Gesundheit haben können.

Warum gibt es einen Zusammenhang zwischen Depressionen und Herzerkrankungen?

Der Gedanke, dass es eine Verbindung zwischen chronischen Depressionen und Herzerkrankungen gibt, mag ein wenig überraschend sein. Soweit wir wissen, haben die Veränderungen, die während der Depression im Gehirn auftreten, keine direkte Auswirkungen auf Herzerkrankungen. Wissenschaftler glauben auch nicht, dass die mit Depression assoziierten Veränderungen der Gehirn-Darm-Achse zu Herzerkrankungen führen. Also, was ist da los?

Es wird vermutet, dass das Risiko, an Herzerkrankungen zu erkranken, umso höher ist, je länger eine Person an Depressionen leidet, weil die Depression Auswirkungen auf den Lebensstil hat. Schlechte Laune und mangelnde Motivation können im Laufe der Zeit zu einer bewegungsarmen Lebensweise führen und dazu, dass man sich selbst und Dinge wie eine gute Ernährung nicht ausreichned wert geschätzt. Schwere Depressionen können verhindern, dass Menschen ihren Lebensstil verändern, gesunde Mahlzeiten kochen oder sogar das Haus verlassen wollen.

Wir haben bereits gelernt, dass dieVeränderungen im Gehirn weitreichende Konsequenzen haben und unser Glücksgefühl, unsere Motivation und unsere Fähigkeit zu palnen beeinträchtigen. Daher wird vermutet, dass der Zusammenhang zwischen Herzerkrankungen und Depressionen auf einem ungesunden Lebensstil über viele Jahre, der schließlich zu Gesundheitsproblemen beiträgt, beruht.

Bewegung

Die gute Nachricht ist, dass viele sehr kluge Wissenschaftler und Mediziner, entschlossen sind, neue Wege zu finden, um zu helfen. Obwohl Neurowissenschaftler einige Mechanismen wie das Neurotransmitterungleichgewicht *(die Monoamin-hypothese),* Stress oder unsere DNS gefunden haben, die versuchen zu erklären, wie Menschen Depressionen entwickeln, deutet die immense Variabilität zwischen den Patienten darauf hin, dass es eine beträchtliche Menge an Lebensstileffekten gibt, die bei Depressionen eine Rolle spielen.

Sogenannte *Lebensstilbehandlungen,* die darauf abzielen, Faktoren wie Ernährung, Bewegung, sozialen oder Arbeitsstress und Schlaf zu verbessern, haben sich bei der Behandlung von moderaten Depressionen als ebenso wirksam erwiesen wie die Einnahme von Medikamenten.[54] Der Hintergrund hier ist, dass Menschen anfälliger für eine Depression sind, wenn sie in einem negativen emotionalen Zustand sind, z. B. aufgrund von Problemen im Alltag. Wenn wir also einige dieser Probleme beseitigen, können wir die Wahrscheinlichkeit verringern, dass diese Menschen eine schwere Depression entwickeln, was definitiv ein Gewinn ist.

Nehmen wir zum Beispiel Bewegung. Bewegung wurde als eine der Lebensstilsveränderungen identifiziert, die am besten Symptome von Depressionen verringert. Noch interessanter ist jedoch, dass gezeigt wurde, dass Bewegung den Hippocampus, ACC und PFC im Gehirn vergrößert.[55] Wie bereits erwähnt wurde, ist das wichtig, da das Volumen dieser Gehirnbereiche bei Depressionen kleiner ist und es wird diskutiert, dass dies symptomverursachende Prozesse unterstützt. Depressionen verlangsamen die Erzeugung neuer

Neurone, ein Prozess der *Neurogenese* genannt wird und, der von unserem Freund BDNF reguliert wird. Bewegung ist deshalb so ein interessanter Behandlungsansatz, weil gezeigt wurde, dass sie die Produktion von BDNF fördert und sogar die Neurogenese im Gehirn erhöht.[56]

Weitere Lebensstilbehandlungen haben andere Aspekte, die mit Depression assoziiert sind, zum Ziel. Die Tiertherapie ist ein Beispiel, deren Ziel ist, positive Emotionen zu verbessern und den Serotoninspiegel zu erhöhen.[57] Die Interaktion mit Haustieren oder Tieren im Allgemeinen verringert können sowohl Depressionen als auch Angstzustände. Obwohl die Ergebnisse von Studien das überaus beeindruckende Potenzial dieses Ansatzes demonstrieren, müssen wir noch herausfinden, wie diese Art der Behandlung am besten eingesetzt werden kann. Zum Beispiel, welche Tiere sollten wie lange oder wie oft verwendet werden und sollte dies in Kombination mit anderen Strategien wie Medikamenten geschehen.

Natürlich werden Lebensstilbehandlungen allein nicht für alle Menschen, inbesondere nicht bei schweren Symptomen, ausreichend sein. Dennoch können wir auf Grundlage der Forschung annehmen, dass sie vor allem in Kombination mit anderen Behandlungen (die genaue Kombination hängt von der Person ab) in der Lage sein könnten, positive Auswirkungen zu haben.

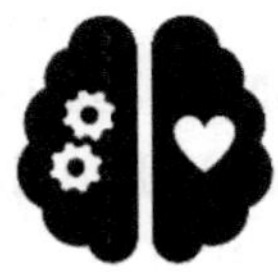

Was passiert während der Meditation im Gehirn – Macht sie wirklich Sinn?

In den letzten Jahren sind *Mindfulness* (englisch „Achtsamkeit") und Meditation bei Menschen beliebt geworden, die nach einer Möglichkeit suchen, ihre inneren Gedanken vor dem Hintergrund eines immer hektischeren Arbeitsalltages und Lebens wieder ins Gleichgewicht zu bringen. Die potenziellen Vorteile scheinen groß zu sein – besserer Schlaf, weniger Angst und besserer Fokus – aber funktioniert das wirklich?

Es gibt unzählige Bücher, Kurse und Zeitschriftenartikel, die es uns ermöglichen in kürzester Zeit ein Experte zu werden und, die große Versprechen machen. Es besteht jedoch die Gefahr, wie mit allen modischen Trends, einen Hype zu erzeugen, den die Wissenschaft nicht mit Fakten untermauern kann.

Also, was sagt uns die Forschung? Verändert Meditieren unser Gehirn in irgendeiner Weise, entweder kurzfristig oder dauerhaft? Lohnt es sich, den normalen Arbeitsalltag abzuschaffen und unsere Häuser in Meditationstempel zu verwandeln, in denen wir friedlich Nachdenken und Betrachten können?

Es gibt viele verschiedene Meditationsarten, die alle ihre eigenen einzigartigen Vorteile bieten. Daher werden wir uns für diese Frage spezifisch mit der *Mindfulness*-Meditation beschäftigen. *Mindfulness* ist ein Prozess, bei dem man lernt, seine Gedanken und Gefühle auf eine ganz bestimmte Weise zu betrachten, ohne Beurteilung und mit mehr Zweck. Mit anderen Worten, soll es dazu führen, dass man sich mit klarem Verstand darauf konzentrieren kann, was man körperlich, geistig oder spirituell fühlt.

Die Grundlage für Meditation ist die Idee, dass wir einige der neuronalen Netzwerke in unserem Gehirn so umprogrammieren können, dass die emotionalen Bereiche vom Bewusstsein getrennt sind und wir so unsere inneren Gedanken selbst bewusst betrachten können. In den Neurowissenschaften wird dies als *Default Node Network* (DNN, aus dem englischen Ruhezustandsnetzwerk) bezeichnet. Das ist im Grunde das, was Ihr Gehirn tut, wenn Sie ihm nichts zu tun geben - wenn es einfach wie eine Uhr vor sich hin tickt und darauf wartet, dass etwas passiert. Sie denken vielleicht, dass unser Gehirn eine Pause macht und entspannt, wenn wir nicht wirklich etwas wie zum Beispiel Lesen oder Sprechen tun. Das ist aber nicht so! Selbst im Ruhezustand macht Ihr Gehirn etwa 20 % des gesamten Energieverbrauchs im Körper aus, was bedeutet, dass das DNN tatsächlich sehr wichtig ist und es kann besonders bei Stimmungsstörungen wie Depressionen sehr aktiv sein. Dieses Netzwerk unseres Bewusstseins und unserer emotionalen Reaktionen ist verantwortlich für Dinge wie Selbstreflexion, spontane Gedanken und Gedankenwandern. Sie haben richtig gelesen, es gibt tatsächlichen einen Gehirnprozess für Gedankenwanderung![a]

---

[a] Das DNN beinhaltet eine Reihe von Gehirnregionen, die aktiv sind, wenn dem Gehirn keine Aufgabe gegeben wird, und ruhig sind, wenn das Gehirn damit beschäftigt ist, etwas zu tun. Sie müssen sich nicht alle Regionen merken, aber das DNN umfasst den hinteren cingulären Cortex, den lateralen temporalen Cortex, den medialen PFC, den parietalen Cortex, den Precuneus und den Hippocampus.

Die Übungen, die wir während der Meditation durchführen, helfen, die Aktivität des DNN zu steuern und deren Einfluss auf Regionen, wie die Amygdala, zu reduzieren. Die Amygdala spielt eine wichtige Rolle bei emotionalen Prozessen. Einst wurde sie als nicht mehr als das Angstzentrum eingestuft, aber heute betrachten wir es als eine wichtige Kontrollregion für unsere emotionalen Reaktionen. Es wurde gezeigt, dass Meditation bei depressionsbedingten Gefühlen, insbesondere bei Selbstreflexion und wiederkehrenden negativen Gedanken, hilft, weil sie die Aktivität des DNN verringert.[58] Tatsächlich kann Mediation so positiv sein, dass sie die Rückfallraten bei Depressionen senken kann.[59]

Die Vorteile der langfristigen Anwedung von Meditation bei Depressionen könnten auch mit einer Zunahme der grauen Substanz (des Neurons und seiner Synapsen) im frontalen Cortex des Gehirns zu tun haben. Hier werden unsere bewussten Gedanken erzeugt, und, da wir uns während der Meditation auf die inneren Gedanken konzentrieren, kann dies dazu beitragen, dass sich die Dichte der Gehirnzellen erhöht. Die Zunahme der grauen Substanz, also mehr Neuronen und Synapsen, kann dazu führen, dass sich unsere Fähigkeit, uns selbst zu beurteilen und verschiedene emotionale Zustände zu erkennen, verbessert. Das ist wichtig, da Gehirnscans, die während Episoden von Depressionen durchgeführt wurden, zeigen, dass Gehirnregionen, die mit der Schwere der Symptome in Verbindung gebracht werden (falls sie die Deteils vergessen haben, ermutige ich sich das Kapitel über Depressionen erneut zu überfliegen) in dieser Zeit schrumpfen. Zusätzlich zu all dem hat sich gezeigt, dass Meditation auch den Serotoninspiegel im Gehirn erhöht und dies ist auch ein primäres Ziel von Antidepressiva. Also, einfach nur Dazusitzen und zu Meditieren, kann Ihr Gehirn wirklich verändern.

Meditieren kann auch Menschen helfen, die unter Angstzuständen leiden. Eine Analyse, die fast 50 Studien für Angstzustände untersuchte, deutete darauf hin, dass Meditation die Symptome in nur acht Wochen erfolgreich verbessern könnte.[60] Es gibt auch Studien, die zeigen, dass Meditation bei posttraumatischen Belastungsstörungen, ADHS und Essstörungen von Vorteil sein könnte. Dies wurde mit einem besseren Aufmerksamkeitsniveau im Alltag in Verbindung gebracht, vor allem dann, wenn jahrelang Meditation praktiziert wurde.[61]

An dieser Stelle aber auch eine kleine Warnung. Neuere Studien deuten darauf hin, dass Mediation auch negative und unangenehme Erfahrungen auslösen kann. Von mehr als 1.200 Menschen, die regelmäßig meditieren, gaben über 25 % an, dass sie gelegentlich eine unangenehme Erfahrung wie z. B. wiederholt negative Gedanken während ihrer Meditationsroutinen hatten.[62] Bemerkenswerterweise, und wir verstehen noch nicht wirklich was das bedeutet, wurden die meisten dieser Menschen in verschiedenen Meditationscamps ausgebildet, anstatt sich zu Hause selbst mit dem Thema Meditation zu beschäftigen.

Seien Sie jedoch nicht beunruhigt. Diese erschütterndenden Meditationserfahrungen treten zwar manchmal auch, aber insbesondere bei einer bestimmten Art der Meditation, wie z. B. dem *Vipassana*-Stil, der sich intensiv auf die Einsicht in die eigene Psyche konzentriert. Das bedeutet also, dass diese belastenden Erfahrungen damit in Verbindung stehen, wie wir persönlich unsere emotionalen Erfahrungen ausdrücken und verarbeiten, und, dass das

Nachdenken und In-sich-hineinhören während der Meditation manchmal zu unangenehmen Reaktionen führen kann.

Der Grund, warum Meditation uns so stark beeinflussen kann, ist, dass das DNN einen großen Einfluss auf unsere emotionalen Regulation hat. Denken Sie daran, wie aktiv Ihr Geist ist, wenn Sie sich einfach hinsetzen und nicht viel tun. Zu lernen, diese Gedanken anzuerkennen und sie in einem überschaubareren Prozess zu regulieren, ist Ziel der Meditation und das wird sich zwangsläufig auf viele Bereiche Ihres stressigen Alltags auswirken. Meistens ist dies für die Menschen von Vorteil, aber leider kann es auch der Grund für einige der unangenehmen Gedanken sein, die manche Menschen erleben.

Wenn Sie es selbst ausprobieren möchten, können Sie Musik verwenden, um Ihnen zu helfen. Neue und ungewohnte Musik, die sich wiederholt und melodisch ist, steigert den emotionalen Wert der Meditation – und das kann nur nur gut sein!

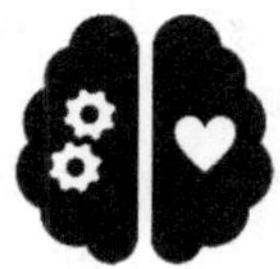

Haben Männer und Frauen unterschiedliche Gehirne?

Das klingt nach einer einfachen Frage, die es zu beantworten gilt. Wenn wir einfach das Gehirn scannen und einige Tests durchführen, sollte uns das eine eindeutige Antwort geben! Falsch gedacht. Für jede veröffentlichte Studie, die große Unterschiede zwischen den Geschlechtern beschreibt, gibt es die gleiche Zahl, die sagen, dass es keine Unterschiede gibt, oder zumindest, dass die Unterschiede viel kleiner sind, als wir glauben.

Die Wahrheit ist also, dass wir Wissenschaftler noch keine endgülitge Antwort haben. Es sieht so aus, dass es innerhalb einer Studie Unterschiede zwischen den Geschlechtern geben kann, aber es gibt keinen wirklichen verallgemeinerbaren Unterschied zwischen dem Gehirn eines Mannes oder einer Frau – oder zumindest keinen, den wir im Alltag bemerken würden.

Unsere Umwelt (in wissenschaftlicher Hinsicht ist dies jede Veränderung im Körper, die nicht durch Veränderungen im Genmaterial verursacht wird) beeinflusst die Art und Weise, auf die wir uns verändern und anpassen und das hat historisch dazu geführt, dass starke Geschlechterrollen etabliert wurden. Frauen werden oft als emotionaler, einfühlsamer und fürsorglicher angesehen, während Männer eher auf Logik und kritisches Denken ausgerichtet sind. Diese Vorurteile schleichen sich selbst in wissenschaftlichen Studien ein. Wir wollen Unterschiede finden, um unsere

Ansichten zu unterstützen, was die Interpretation einiger der Studien etwas schwierig macht.

Ein Forscherteam in den USA ist eines von mehreren, die die Bildgebungsverfahren im Gehirn verwendet, um die Verbindungen zwischen den beiden Seiten des Gehirns (Hemisphären) bei Männern und Frauen zu untersuchen.[63] Sie beobachteten, dass es tatsächlich Unterschiede zwischen den Geschlechtern gibt und beschrieben, dass männliche Gehirne innerhalb jeder einzelnen Hemisphäre gut miteinander verbunden waren, während weibliche Gehirne besser zwischen den beiden verbunden waren. Die Forscher glauben, dass dieser Unterschied mit dem Östrogenspiegel zusammenhängt. Diese Studie untersuchte das Gehirn jedoch nur im Jugenalter (Adoleszenz). In dieser Zeit entwickelt sich das Gehirn sehr stark und es ist daher nicht ganz klar, ob diese Unterschiede für die im erwachsenen Gehirn verantwortlich sind.

Zusätzlich zu den Studien, die eine gute Verbindung zwischen den beiden Gehirnhemisphären vor allem im weibleichen Gehirn zeigen (das führt dazu, dass Nachrichten im gesamten Gehirn effizienter koordiniert werden), deuten zahlreiche Studien darauf hin, dass es in weiblichen Gehirnen viel mehr graue Substanz gibt.[64] In der grauen Substanz befinden sich die Neuronen, Gliazellen und Synapsen, wohingegen sich im Gegensatz dazu in der weißen Substanz die langen myelinbeschichteten Axone der Neuronen befinden. Das ist interessant, da die Regenerationsprozesse nach Hirnverletzungen bei Frauen im Allgemeinen besser zu funktionieren scheinen als bei Männern. Es wird angenommen, dass das daran liegt, wie Östrogen bei Frauen die Gliazellen beeinflusst. Es ist seit einiger Zeit bekannt, dass Östrogen im Gehirn eine schützende Wirkung haben kann und dabei hilft, Entzündungen zu reduzieren. Es wurde auch beobachtet, dass Östrogen dazu beiträgt, dass Frauen bis zu 30 % mehr Gliazellen bilden, was die Genesung von traumatischen Hirnverletzungen unterstützt.[65]

Es wurde vermutet, dass Frauen mehr graue Substanz in Bereichen wie dem medialen PFC, OFC und der hinteren Insula haben, während Männer mehr im visuellen Cortex, im Kleinhirn und motorischen Bereichen haben.[66] Viel mehr Wissenschaftler sind allerdings der Ansicht, dass, wenn die Ergebnisse richtig an die relative Gehirngröße und das Alter angepasst werden, die Unterschiede nicht klar definiert sind. Das mag überraschend sein, wenn man bedenkt, dass eine Studie eines Teams in Spanien demonstrierte, dass Frauen Männern in der feinmotorischen Koordination, Lese- und Schreibfähigkeit überlegen waren. Es muss jedoch beachtet werden, dass die Ergebnise von Tests für solche Fähigkeiten stark von Faktoren abhängen, die in einer Laborumgebung nicht kontrolliert werden können.[67] Die lebenslange Entwicklung eines Menschen, seine Interessen, Hobbys, was er lernt und welche Erfahrungen er macht, beeinflussen, zu welchem Ausmaß bestimmte Fähigkeiten ausgeprägt sind.

Obwohl es viele strukturelle Unterschiede geben mag, besteht ein Problem darin, dass es nur geringe funktionale Unterschiede gibt. Das bedeutet, dass, obwohl einige Strukturen beobachtbare Unterschiede Bildgebungsverfahren aufweisen können, haben sie keine großen Auswirkungen - zumindest keine, die jemals von jemandem bemerkt werden würden.

Dass die strukturellen Unterschiede spezifisch sind, haben Mireille Nieuwenhuis und Kollegen beschrieben. Sie waren in der Lage männliche und weibliche Gehirne auf Grundlage der Unterschiede in der Gehirnstruktur zu unterscheiden.[68] Im

Gegensatz dazu fand eine andere Studie, die fast 250.000 Menschen untersuchte, keine Unterschiede zwischen den Gehirnen. Darüber hinaus beschrieb die Studie, dass selbst die kleinen Unterschiede, die in anderen Studien beobachtet wurden, vermutlich von der Art des durchgeführten Tests abhängig waren, da diese sehr variable Ergebnisse liefern können.[69] Dies ist insbesondere der Fall, wenn Forscher versuchen, diese Unterschiede mit kognitiven Aufgaben zu testen. Mit anderen Worten, wenn Sie einer Gruppe von Frauen ein Buch von Shakespeare und Männern ein Harry Potter Buch geben, werden Sie Unterschiede darin sehen, wie die jeweilige Gruppe das Buch beschreibt und es auf sich beziehen. Das bedeutet aber nun wirklich nicht, dass die Gehirne in jeder Gruppe unterschiedlich sind. Einige werden Harry Potter einfach mehr mögen als Shakespeare.

Viele der Unterschiede, die in der Literatur beschrieben sind, haben mit unterschiedlichen Gehirngrößen zu tun. Im Durchschnitt haben Männer eine 11 % größere Gehirne, was einige Wissenschaftler mit einer größeren Anzahl von Neuronen, mehr Intelligenz oder einem höheren IQ in Verbindung setzen.[70] Aber – und das ist ein großes Aber – wenn die Daten an die relative Größe des Gehirns zum Körper angepasst werden, verschwinden diese Unterschiede. Wenn wir es ganz forensisch betrachten, gibt es absolut keinen Unterschied im IQ zwischen männlichen und weiblichen Gehirnen. Dies wurde immer wieder bewiesen.[71]

Aber Männer und Frauen sind doch so unterschiedlich, welche Rolle spielen denn Hormone? Natürlich sind die dominierenden Hormone bei Männern und Frauen unterschiedlich. Östrogen und Progesteron überwiegen bei Frauen und Testosteron wird vielen Männer-spezifischen Entwicklungen und Verhalten zugrunde gelegt (obwohl sowohl Männer als auch Frauen all diese Hormone produzieren - ja, Männer haben Östrogen). Hormonelle Veränderungen vor allem im Jugendalter können für Unterschiede, insbesondere bei jüngeren Studienteilnehmern, verantwortlich sein. Diese Unterschiede können aber auch durch Veränderungen im Lebensstil verursacht werden. Sie bewirken, dass sich Körper und Gehirn im Laufe der Zeit verändern (die sogenannten *epigenetischen* Veränderungen). Diese Anpassungen sind wichtig und können der Grund dafür sein, dass wir keine funktionellen Unterschiede zwischen Gehirnen beider Geschlechter sehen. Das Gehirn passt sich an und verdrahtet sich neu, um eine Aufgabe so zu erfüllen, sodass es zum gleichen Ergebnisse wie ein anderes Gehirn kommt. Das zeigt uns, dass die Plastizität des Gehirns auf viele Arten programmiert werden kann, um das Gehirn so zu verdrahten, dass das gleiche Ergebnis erzielt wird.

Also, obwohl männliche und weible Gehirne anders aussehen mögen, funktionieren sie gleich gut, da sie die kleinen struktirellen Unterschiede kompensieren. Sicherlich gibt es individuelle Unterschiede, aber experimentelle Forschungsstudien können diese nicht replizieren. Der allgemeine Konsens in der Forschung ist, dass, obwohl es subtile Unterschiede in den Gehirnen von Männern und Frauen geben kann, gibt es auch viele Überschneidungen und individuelle Variationen, die dazu führen, dass es keine substantiellen Unterschied zwischen den beiden Geschlechtern gibt.

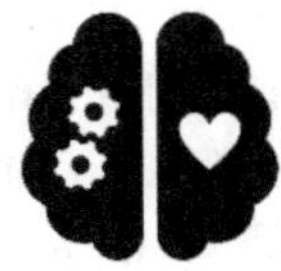

Was ist unser Bewusstsein?

Diese Frage danach, wan wir bei Bewusstsein sind, sollte einfach zu beantworten sein. Wir sprechen, denken, lachen, lächeln und lesen neurowissenschaftliche Bücher. Das ist es doch, was es bedeutet bei Bewusstsein zu sein, oder?

Typischerweise definieren wir Bewusstsein als einen Zustand, indem wir die Welt um uns herum und unsere persönlichen Erfahrungen aktiv wahrnehmen. Obwohl wir selbst feststellen können, dass wir bei Bewusstsein sind und die Welt bewusst wahrnehmen, ist es viel schwieriger, zu definieren, was Bewusstsein wissenschaftlich bedeutet.

Wenn wir als Menschen zum Beispiel bewusst sind, wie bewusst sind dann Tiere? Ist deren Bewusstseinsausmaß dasselbe wie Unseres? Was ist mit Bäumen? Was ist mit dem Stuhl, auf dem Sie sitzen? Oder einem Computer, der so denkt und spricht wie wir? Wo ziehen wir die Grenze und wie definieren wir Bewusstsein in einer Weise, die einem neurowissenschaftlichen Buch angemessen ist?

Einer der Gründe, warum es für Wissenschaftler so schwierig ist, Bewusstsein zu beweisen oder zu definieren, ist die bemerkenswert hohe Anzahl von Interaktionen im Gehirn. Diese wiederum beeinflussen weitere Interaktionen, was es, zusammen mit der extrem subjektiven Definitionen einer Erfahrung, sehr schwierig macht, das Bewusstsein zu untersuchen. Was Neurowissenschaftler bräuchten, sind Bewusstseinsmarker. Das sind Dinge, die das Gehirn oder der

Körper tut, die eindeutig sagen: "Ja, wir sind bei Bewusstsein und genießen das Leben gerade in vollen Zügen".

Damit wir Bewusstsein definieren können, müsste es möglich sein, das, was wir während eines Tages erleben, mit den neuronalen Vorgängen im Gehirn zu verbinden. Wir müssten in der Lage sein, es zu *sehen.* Dies erfordert, dass alle Wahrnehmungen, die das Gehirn von unseren Sinne über die Welt um uns herum erhält, bewerten muss. Dinge wie auditive, visuelle und verbale Wahrnehmungen sowie jede Bewegung, die der Körper macht. Könnten wir dies alles simultan feststellen, würden wir eine Vorstellung davon haben, was unsere eigene Wahrnehmung und unser Bewusstsein sind. Anders ausgedrückt bedeutet das für Wissenschaftler, dass wir bestimmte Teile des Gehirns gleichzeitig messen müssen, um zu sehen, wie all diese Informationen verwendet werden und ob wir uns dessen wirklich bewusst sind. Dieses Konzept funktioniert gut, wenn man Wachsein mit Schlafen, Koma oder anderweitiger Bewusstlosigkeit vergleicht. Wenn wir schlafen verändert sich unsere bewusste Erfahrung, denn wir sind uns der Sinneswahrnehmungen nicht mehr bewusst, zumindest nicht in dem Maße, wie wir es während des Wachseins wären.

Was die Dinge komplizierter macht, ist, dass Wissenschaftler nicht einfach ein EEG-Gerät verwenden können, um Gehirnwellen und - aktivität zu messen, weil das Bewusstsein viel spezifischer und subtiler ist als das. Messungen von EEG-Aufnahmen stimmen nicht so gut mit dem Bewusstsein überein, wie man zunächst denken würde. Deshalb glauben Wissenschaftler, dass die Art und Weise, wie wir Bewusstsein erleben, auf kleinere, spezifische Regionen im Gehirn zurückzuführen ist, die miteinander kommunizieren und nicht auf einen gehirnweiten Effekt.

Um dem Bewusstsein auf die Schliche zu kommen, betrachten Neurowissenschaftler die Gehirnaktivität, wenn eine Person wach und und bei Bewusstsein ist und vergleichen sie mit der Aktivität, die während des Schlafes oder unter Narkose auftritt. Solche Veränderungen der Aktivitätsmuster, können mit funktionellen MRT-Scans festgestellt werden. Sie ermöglichen auch , zu unterscheiden, wann eine Person nach der Narkose wieder zu Bewusstsein kommt.[72] Eine Hypothese über das Bewusstsein, die auf solchen Daten beruht, besagt, dass Bewusstsein eine Art und Weise unseres Gehirns ist, Informationen von unseren Sinnen zu verarbeiten. Da minütlich so viele Informationen auf uns einströmen, hat das Gehirn im Laufe der Evolution gelernt, diese gleichzeitig in etwas umzuwandeln, das wir als Bewusstsein wahrnehmen. Es ist nichts anderes als das Ergebnis zu dem unser Gehirn nach der Verarbeitung aller Sinneseindrücke kommt. Wir können uns das wie eine Art virtuelle Figur (Avatar) oder außerkörperliche Erfahrung vorstellen, die unser Gehirn erstellt, um all diese Informationen zusammen zu fassen, um uns zu helfen, in solch einer Umgebung zu gedeihen. Auf diese Weise können wir komplexer denken, uns in die Lage anderer versetzen, über uns selbst nachdenken, und, wir haben diesen Avatar oder diese Perspektive als einen inneren Gedanken in unserem Geist.

Stellen Sie sich einen Computer vor. Er besteht aus - Computerchips, Drähten und all dem ganzen Kram. Diese Teile funktionieren als ein Ganzes mit Hilfe eines Betriebssystems wie z. B. Windows, das uns wiederum erlaubt bestimmte Programme wie z. B. das Textverarbeitungsprogramm Microsoft Word, auszuführen. Das Bewusstsein könnte diesem sehr ähnlich sein. Die Neuronen unseres Gehirns (die

Hardware) senden und empfangen Signale und sind in einem komplexen Schaltkreis (Betriebssystem) miteinander verbunden, sodass ein Program (wie z. B. die bewusste Wahrnehmung der Welt) laufen kann. Das Bewusstsein wäre dann im Großen und Ganzen nichts anderes als Sinneswahrnehmungen.

Wie sieht es denn dann mit unserem Unterbewusstsein aus? Ein Experiment von Libet und Kollegen zeigte etwas Spannendes. Sie baten die Menschen, einfache Bewegungen zu machen, während ihre Gehirnaktivität aufgezeichnet wurde.[73] Diese Experimente zeigten, dass das Gehirn ungefähr 0,5 Sekunden früher beschließt, dass wir uns bewegen, bevor wir uns dessen bewusst sind. Wenn man bedenkt, dass Neuronen Signale in tausendstel Sekunden senden, ist eine halbe Sekunde eine sehr lange Zeit (0,5 Sekunden sind 500 Tausendstel). Dieses Ergebnis ist jedoch umstritten. Einige Wissenschaftler glauben, dass die Methoden, die verwendet wurden, um dieses Timing zu testen, fehlerhaft waren und ein Ergebnis lieferten, das weder genau noch sinnvoll ist. Neuere Studien haben dieses Ergebnis allerdings reproduziert und sogar eine Zeitverzögerung von fast 1,5 Sekunden berechnet, was dreimal länger ist, als ursprünglich angenommen.[74]

Was passiert also in dieser halben Sekunde? Man sollte erwarten, dass es einen klaren spezifischen Unterschied zwischen unterbewusstem und bewusstem Wahrnehmen gibt und, dass wir nur begrenzt wahrnehmen können, was im Unterbewusstsein geschieht. Es könnte sehr gut sein, dass unser Unterbewusstsein, unsere bewussten Gedanken oft stark beeinflusst und unsere inneren Gedanken nur die Art und Weise sind, wie das Gehirn uns einige dieser Details erklärt. Man könnte also auch, ein wenig philosophisch ausgedrückt, sagen, dass unser Bewusstsein im Wesentlichen ein Autopilot für unsere unterbewussten Verhaltensweisen ist und wir deshalb niemals wirklich in der Lage sind, die Realität vollständig als solche zu erfahren.

In dieser Hinsicht haben auch weniger entwickelte Gehirne, wie die von Tieren, ein Bewusstsein, wenn auch wahrscheinlich nicht auf die gleiche Weise wie wir. Wir wissen, dass Tiere eine Reihe von Emotionen erleben, eine Art "Persönlichkeit" haben und sogar komplexe emotionale Reaktionen wie Empathie zeigen. Mit einer höheren Bewusstseinsebene kommt mehr Selbst-Bewusstsein (das Bewusstsein bezüglich der eigenen Person). Delfine, und einige andere Tiere wie Elefanten und Schimpansen, sind einige der wenigen Säugetiere, die feststellen können, dass sie sich selbst in einem Spiegel sehen, anstatt anzunehmen, dass es sich um ein anderes Tier in unmittelbarer Nähe handelt. Das wirft natürlich Fragen bezüglich der Bewusstseinsebene von Tieren und, wie sie die Welt verstehen, auf.

Basierend auf dem, was wir momentan über unser eigenes Bewusstsein wissen (und das ist noch nicht so viel), sollte man annehmen, dass das Bewusstsein von Tieren weniger komplex ist und Dinge wie unterbewusste Gedanken und kompliziertere Wahrnehmungsebenen meist fehlen. Gedanken, die Grundbedürfnisse wie Nahrung, Unterkunft und Schutz vor bedrohlichen Raubtieren betreffen, sind vielleicht eher instinktive Verhaltensweisen und die Art und Weise, wie diese im Gehirn verarbeitet werden, ist vermutlich anders als beim Menschen, die basierend auf komplexen Gedanken und inneren Dialogen gut durchdachte Entscheidungen fällen (können) - dies mag auch von Spezies zu Spezies variieren. Ganz genau werden wir es jedoch vielleicht nie wirklich wissen.

Wenn Bewusstsein wirklich die Wahrnehmung zahlreicher Eindrücke ist, welche Eindrücke sind dann notwendig? Wir wissen, dass die Frontoparietallappen wichtig dafür sind, dass wir wach und unserer Entscheidungen bewusst sind. Wir wissen aber nicht, in welchem Ausmaß. Es kann sein, dass sie wichtiger für die Interpretation unserer bewussten Erfahrungen durch unsere inneren Gedanken und Verhaltensweisen sind und nicht selbst eine wesentliche Rolle bei der Schaffung eines Bewusstseins spielen. Auch wenn die Forschung anfängt, einige der Gehirnregionen zu verstehen, die am Bewusstsein beteiligt sind, müssen wir die Frage nach dem Bewusstsein auf einer anderen Ebene verstehen. Fragen danach, welche Art von Neuronen essentiell sind, welche Kombination von Signalwegen aktiviert werden muss und welche Signalmuster unsere Erfahrungen verursachen, sindnoch unbeantwortet.

In der Tat wurde vorgeschlagen, dass das Bewusstsein zu jedem Zeitpunkt überall um uns herum sein kann, und wir es einfach erleben, während wir unser Leben leben. In dieser Therorie existiert das Bewusstsein nicht in unseren Gedanken, und wird nicht durch unsere Anwesenheit geschaffen, sondern wir erleben es als eine Art Ebbe und Flut, alsob wir in einem Ozean des Bewusstseins schwimmen, den wir fühlen und erleben können, so wie wir das Wasser fühlen, aber es ist nicht wirklich unsere Aufgabe, es zu erklären oder die Verantwortung zu übernehmen.

Wenn wir an die Neurobiologie des Bewusstseins zurückdenken, von der Wissenschaftler glauben, dass sie der Höhepunkt der Aktivität unserer neuronalen Netze ist, dann sollten wir in der Lage sein, unsere Bewusstseinserfahrung nach unserem Willen zu verändern, oder? Jeder, der psychedelische (bewusstseinserweiternde) Drogen genommen hat, kann das wahrscheinlich sehr gut nachvollziehen. Schlaf, Medikamente und Anästhesie verändern alle unsere Wahrnehmung der Realität. Das bekannteste und stärkste Medikament hier ist aber *Dextromethorphan*. Die Nebenwirkungen sind unter anderem Zeitverzerrung, Dissoziation von den eigenen Erfahrungen, Halluzinationen, Euphorie und viele andere psychologische Effekte. Wenn wir verstehen, wie die chemischen Verbindungen von Dextromethorphan wirken, könnten wir vielleicht erklären, warum wir die Welt so erleben, wie wir es tun. Von Studien mit diesem Medikament wissen wir zum Beispiel, dass es die Serotoninspiegel im Gehirn erhöht, und, obwohl wir es noch nicht vollständig vestehen, blockiert es irgendwie auch Glutamatrezeptoren, die starke Stimulatoren von Neuronen sind. Diese Ergebnisse passen gut zur Neurobiologie des Bewusstseins. Wie wir bereits besprochen haben, handelt es sich um eine Kombination neuronaler Aktivitäten, die wahrscheinlich Serotonin und Glutamat verwenden.

Zu guter Letzt glauben manche Menschen, dass unser Bewusstsein unsere Seele ist – also das, was zum Leben erforderlich ist und ohne es, sterben wir. Einige glauben, dass die Seele nach dem Tod weiterlebt, aber Menschen, die daran zweifeln, dass es ein Leben nach dem Tod gibt, sagen, dass in zum Zeitpunkt des Sterbens nichts passiert. Wir hören einfach auf zu existieren und erleben keine Form von Bewusstsein mehr. Niemand kann wirklich sagen, welche Option richtig ist, aber was mich fasziniert, ist, dass wenn man Menschen danach fragt, wie das wäre, Nichts zu erleben, sagen sie fast immer: "Nun, wie war es, bevor du geboren wurdest?" Das ist bizarr! Obwohl ich offensichtlich keine Ahnung habe, was passiert und es vorziehe, nicht darüber nachzudenken, erscheint es mir immer wieder seltsam, dass Menschen

Erinnerung und Bewusstsein in einen Topf schmeißen und davon ausgehen, dass Bewusstsein nicht ohne Erinnerung existieren kann. Es könnte sein, dass es vor der Geburt eine Vielzahl von Erfahrungen gibt, derer wir uns bewusst sind, aber an die wir einfach keine Erinnerung haben. Wenn wir an die Frage nach dem Gedächtnis zurückdenken, erfordert die Gedächtnisbildung ein Gehirn und vor allem neuronale Verbindungen zum Hippocampus. Wir wissen aber, dass Menschen mit schweren Gehirnverletzungen und sehr eingeschränkten Gedächtnisfähigkeiten, dennoch bei Bewusstsein sind und das Leben erleben.

Nehmen wir ein Beispiel. Wenn Sie Sport treiben und eine Kopfverletzung erleiden, die zu Amnesie führt, erinnern Sie sich möglicherweise nie an das Spiel oder den ganzen Tag, an dem Sie gespielt haben. Sie hatten aber sicherlich Gefühle, Emotionen und andere Wahrnehmungen, auch wenn Sie sich nicht daran erinnern. Und ich bin mir ziemlich sicher, dass ein drei Wochen altes Kind bei Bewusstsein ist, unabhängig davon, dass wir uns nie daran erinnern können, ein drei Wochen altes Baby gewesen zu sein. In dieser Hinsicht schließt Nicht-Erinnern die bewusste Erfahrung nicht aus.

Bewusstsein ist sehr subjektiv und wer soll daher sagen, was es wirklich ist? Die Forschung ist noch auf der Suche nach einer schlüssige Antwort. Also werden vielleicht nie vollständig verstehen, was das Bewusstsein ist.

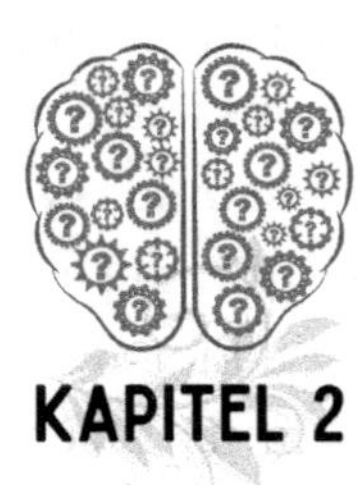

KAPITEL 2

Akte X der Neurowissenschaften

Einleitung

Hoffentlich haben Sie im ersten Teil dieses Buches zu schätzen gelernt, wie komplex unser Gehirn ist und auch, wie wenig wir wirklich über den ausgeklügelten Computer in unserem Kopf wissen. Gemeinsam haben wir entdeckt, wie erstaunlich die komplizierten und wunderbaren Prozesse sind, die in unserem Gehirn tagein tagaus passieren. Aber was passiert, wenn das Gehirn nicht ganz so funktioniert, wie es sollte?

Als Neurowissenschaftler sind wir in der Lage, die Gehirnaktivität zu visualisieren und zu messen. Wir verstehen jedoch häufig nicht vollständig, warum diese Aktivität überhaupt auftritt. Die Herausforderung für einen Neurowissenschaftler besteht also nicht nur darin, diese Kuriositäten zu beobachten, sondern auch zu fragen, warum. Warum erinnern sich manche Menschen an alles, was ihnen jemals passiert ist und andere nicht? Warum haben einige Menschen plötzlich den Drang, scheinbar ohne Grund von einem hohen Gebäude zu springen?

Das nächste Kapitel untersucht einige der aufregendsten und kuriosesten Phänomene im Gehirn und, welche Konsequenzen diese haben können. Als Neurowissenschaftler untersuchen wir das Gehirn oft, wenn es nicht so funktioniert, wie es sollte. Davon können wir viel lernen und so anfangen, die winzigen Teile eines gigantischen Puzzles Schritt für Schritt zusammen zu setzen. Einige der Phänomene, die im folgenden diskutiert werden, sind perfekte Beispiele dafür, dass unser Gehirn, obwohl es wirklich beeindruckend sein kann, auch leicht verwirrt, ausgetrickst oder beeinflusst werden kann. Genießen Sie es!

Das Baader-Meinhof-Phänomen

Das Baader-Meinhof-Phänomen, auch Frequenzillusion genannt, ist ein Phänomen , dass die meisten Menschen schon einmal erlebt haben. Der Begriff ist mit einem Vorfall im Jahr 1994 verbunden. Ein Mann stellte fest, dass er, nachdem er den Namen Baader-Meinhof (eigentlich der Name einer Terrorgruppe aus Deutschland der 1970er Jahre) gehört hatte, ihn dann in mehreren Gesprächen in den nächsten 24 Stunden benutzte. Nach jahrelangen Studien zu diesem Phänomen wurde es schließlich 2006 von Arnold Zwicky, Professor für Linguistik aus Stanford, als das Baader-Meinhof-Phänomen benannt.[a]

Dieses Phänomen tritt auf, wenn sich Ihr Bewusstsein für eine kurze Zeit auf etwas Bestimmtes fokussiert. Das passiert oft, wenn Sie kürzlich ein neues Wort gelernt haben und dann bemerken, dass jeder dieses Wort in Gesprächen ständig verwendet oder, dass es häufig auf Schildern, Websites oder in Zeitungen erscheint. OderSie haben gerade ein neues Auto gekauft, und jetzt sehen Sie das gleiche Modell überall auf den Straßen. Eine alternative Erklärung wäre natürlich, dass Leute denken, dass Sie in dem Auto ganz besonders gut aussehen und deshalb beschlossen haben, Ihnen nachzueifern.

Es gibt eine relativ einfache Erklärung für dieses Phänomen, und die beruht darauf, wie viel Aufmerksamkeit das Gehirn all dem, was uns umgibt, widmet. Im Alltag werden wir mit einer überwältigenden Zahl von Reizen, wie z. B. Geräuschen, Gerüchen und Farben, jeder mit seinen eigenen subtilen Details, konfrontiert. Nehmen wir zum Beispiel eine

---

[a] Eine Anspielung auf die Baader-Meinhof-Bande taucht auch in einem Remake von *Suspiria* von Luca Guadagnino aus dem Jahr 2018 auf.

Person. Man könnte sie systematisch von oben nach unten betrachten und alles an ihrem Aussehen bemerken – Schmuck, Haltung, Kleidung, oder das Parfüm, das sie trägt. Für das Gehirn sind dies einfach zu viele Informationen, um sie gleichzeitig und detailliert zu verarbeiten. Daher muss es selektieren und konzentriert sich daher zu einem bestimmten Zeitpunkt auf ein Detail. Die Aufmerksamkeitsspanne des Gehirns kann überraschend kurz sein, und daher macht es sich schnell auf die Suche nach etwas Neuem. Das Baader-Meinhof-Phänomen tritt auf, weil das Gehirn, wenn es neue Dinge lernt, diesen mehr Aufmerksamkeit schenkt, ganz so als ob es sagen würde: "Hey schau mal, hier ist es wieder, es muss also wichtig sein". Es ist sich des neuen Gegenstands bewusster und priotisiert ihn gegenüber anderen Dingen - das bedeutet, dass, wenn Sie in einem Gespräch davon hören oder darüber lesen, wird es für Ihr Gehirn herausstechen und Sie haben das Gefühl, dass es überall ist, wo Sie hinschauen.

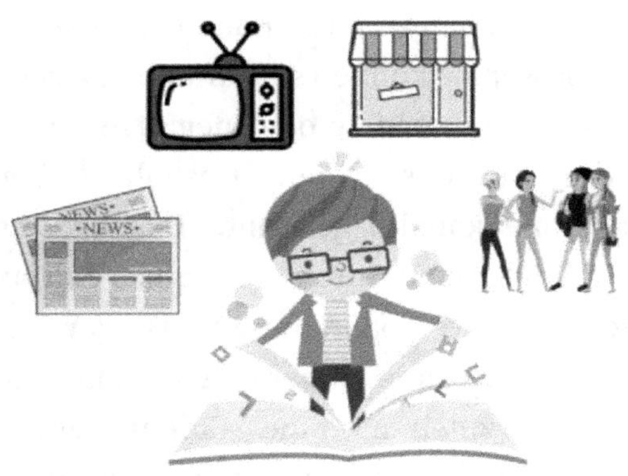

Ist Ihnen dieses Phänomen schon einmal aufgefallen? Du lernst ein neues Wort, und plötzlich ist es überall!

Angeborene Schmerzunempfindlichkeit

Niemand mag es, sich mitten in der Nacht den Zeh zu stoßen, aber dieses Schmerzgefühl ist wichtig, damit wir lernen, dass wir es nicht noch einmal tun sollten. Das klingt offensichtlich, aber in Wirklichkeit hat es Millionen von Jahren der Evolution gedauert, dieses augeklügelte Schmerzsystem zu entwickeln, das wir heute haben. Schmerzwahrnehmungen ermöglichen es, das Gehirn auf alle Gefahren aufmerksam zu machen, die unser Überleben bedrohen könnten. Da wir Schmerz nicht mögen, versuchen wir uns von gefährlichen Dingen fernzuhalten. Die meisten Menschen zumindest.

Manche Menschen fühlen überhaupt keinen Schmerz, egal, was sie tun. Angeborene Schmerzunempfindlichkeit tritt auf, wenn die Neuronen, die Schmerznachrichten an das Gehirn senden, einen schmerzhaften Reiz nicht richtig erkennen und diesen nicht in ein Signal umwandeln. Diese Neuronen werden *Nozizeptoren* genannt, und die Signale, die sie senden, sind sogenannte Aktionspotentiale.

Nozizeptoren haben an ihren Enden viele Rezeptoren und "Kanäle".[a] Diese Kanäle können sich öffnen und schließen, was beeinflusst, wie viele positive oder negative Ionen durch die Membran des Neurons gehen. Deshalb haben wir sie klugerweise Ionenkanäle genannt. Da Aktionspotentiale elektrische Signale sind, brauchen unsere Neuronen die Ionenkanäle, um die Spannungsänderungen entlang des Neurons, was im Grunde ohnehin ein langes elektrisches Kabel ist, weiterzuleiten. Eine Genmutation in einem Ionenkanal, der Natrium transportiert, führt dazu, dass ein

[a] Diese Ionenkanäle sind unter anderem für einige der elektrischen Eigenschaften eines Neurons verantwortlich, wie z.B. den Aufbau der Spannung, die benötigt wird, um ein Aktionspotential abzufeuern.

Reiz nicht zu einer Veränderung der Spannung im Nozizeptor führt, weshalb er nun kein Aktionspotential auszulösen kann, und das Gehirn so keine Schmerznachricht empfängt. Es ist ein bisschen so, als würde man einen Postboten, der einen wichtigen Brief transportieren soll, in ein großes Katapult stecken, das aber von Hand ausgelöst werden muss. Der Postbote sitzt im Katapult und wartet darauf, dass das Katapult mit ausreichend Kraft bedient wird, um ihn kilometerweit nach vorne zu schleudern und er majestätisch durch die Luft fliegen kann. Um genug Kraft zu erzeugen, braucht man viele Menschen, die das Katapult bedienen, genau wie das Neuron viele Ionenkanäle benötigt. Fehlen diese, wird der Brief (oder der Schmerz), nicht abgeschickt, auch wenn er geschrieben wurde. Der Postbote wird nur in einem seltsamen mittelalterlichen Katapult sitzen und sich fragen, warum der Autor sich keine Analogie mit einem bequemeren Sitz ausgedacht hat.[b]

Menschen mit angeborener Schmerzunempfindlichkeit fühlen keinen Schmerz, selbst wenn sie sich schneiden oder ihre Hand verbrennen, aber den Nozizeptor kümmert das relative wenig. Er wird genauso weiterleben, wie gewohnt. Obwohl dieses Phänomen erstmals 1932 beschrieben wurde, ist die Mutation so selten, dass sie erst kürzlich im Detail untersucht wurde. Neurowissenschaftler haben diese mutiereten spannungsgesteuerten Natriumkanäle untersucht, um Schmerzmittel zu entwickeln, die auf den Prinzipien der angeborenen Schmerzunempfindlichkeit basieren.

---

[b] Die *SCN9A-Genmutation* führt zu Veränderungen in der alpha-Untereinheit des -Ionenkanals namens Nav1.7, der wichtig dafür ist, dass Aktionspotentiale ausgelöst werden können. Eine Mutation dieses Gens kann die Funktionsweise von Nozizeptoren verändern, was zu einem Verlust der Schmerzempfindlichkeit oder einer Schmerzüberempfindlichkeit führen kann.

Was wirklich interessant daran ist, wie unser Körper Schmerzen empfindet, ist, dass Schmerz nur deshalb existiert, weil Signale darüber, was außerhalb vom Gehirn passiert, weitergeleitet werden. Deshalb ist es nicht schmerzhaft, wenn das Gehirn selbst verletzt wird. Neurochirurgen könnten Ihr Gehirn zerschneiden und sezieren, ohne, dass Sie sich unwohl fühlen, solange eine Lokalanästhesie die Schmerzen, die beim chirurgischen Einschnitt durch die Schädeldeckel auftreten, blockiert. Es ist dem Gehirn anscheinend nie in den Sinn gekommen, dass es sinnvoll wäre Verletztungen im Gehirn feststellen zu können. Es verlässt sich komplett auf Nachrichten, die von Ihrem Körper kommen, um Schmerzempfindungen zu erzeugen. Stellen Sie sich das ein bisschen so vor, als ob Sie einen Brief von einem Familienmitglied in einer anderen Stadt erhalten. Der Postbote liefert ihn zu Ihnen nach Hause, Sie lesen ihn und entscheiden, was Sie machen wollen. Um jedoch überhaupt einen Brief zu erhalten, sind Sie darauf angewiesen, dass das Familienmitglied, Ihnen den Brief zusenden kann. Sich selbst einen Brief zu schicken, dann darauf zu warten, dass er ankommt und schließlich mit einem Brief zu antworten, würde nicht viel Sinn machen. Das ist vermutlich der Grund dafür, dass das Gehirn Schmerzsignale nicht an sich selbst sendet.

Obwohl ein Leben ohne Schmerzen wie eine Art Superkraft klingen mag, eine, die viele von uns sicherlich gerne hätten, bin ich sicher, dass es alles andere als eine Superkraft ist. Ein Leben mit angeborener Schmerzunempfindlichkeit ist kompliziert. Als Kinder haben Betroffene oft leichte oder sogar starke Verletzungen und sind sich nicht bewusst, was diese für Folgen haben. Tägliche Kontrollen und ein strukturierterer Lebensstil sind erforderlich, um erheblichen Schaden durch unbekannte Verletzungen zu vermeiden.

Denken Sie an all die Dinge, die nicht mehr schaden würden. Nur für den Fall, dass sie weh tun, versuchen Sie dies bitte nicht zu Hause.

Capgras Syndrom

Dieser ungelöste Fall in den Akten der Neurowissenschaften ist faszinierend, aber auch ein wenig herzzerreißend. Als Capgras-Syndrom wird beziechnet, wenn in einer spezifischen Situation, vertraute Menschen wie Fremde erscheinen. Ihre Mutter mag wie sie selbst aussehen, wie sie klingen und die gleichen Erinnerungen haben, aber aus irgendwelchen Gründen erkennen Sie sie nicht als Ihre Mutter, sondern als einen Doppelgänger oder eine Betrügerin. Ähnliches kann auch bei Objekten wie z. B. Ihrem Haus passieren. Sie erkennen, dass Sie ein Haus betrachten, dass Ihrem eigenen sehr ähnlich ist, glauben aber, dass Sie ein fremdes Haus betrachten. Das Capgras-Syndrom ist oft ein Symptom einer psychiatrischen Störung oder Demenz, kann aber auch durch Hirnverletzungen, Infektionen oder Drogenmissbrauch verursacht werden.

Das Phänomen wurde erstmals von dem französischen Psychiater Joseph Capgras 1923 als ein seltsames und ungewöhnliches Symptom beschrieben und später nach ihm benannt. Auch ein Jahrhundert später bleiben die Ursachen für die Symptome ein Rätsel. Im Jahr 1991 versuchten M. David Enoch und William (Bill) Trethowan[1,] dem auf den Grund zu gehen. Sie sahen es nicht als eine neurologische Anomalie an, sondern als psychologischen Streit in unserem Inneren beruhend auf einer Hassliebe zwischen dem unbekannten Betrüger, auf den sich der Hass richtet und der Liebe zur ursprünglichen Person.

Das mag erklären, warum das Capgras-Syndrom in Bezug auf vertraute Menschen auftritt, aber nicht, warum es sich auf Objekte und Orte wie das Haus einer Person ausbreitet. Aus neurowissenschaftlicher Sicht wird angenommen, dass die visuellen und Gedächtnisteile unsere Gehirns und, wie sie mit unseren emotionalen Bereichen im gesamten limbischen System kommunizieren, für dieses Phänomen verantwortlich sind. Dies würde erklären, warum das Gehirn eine vertraute Person erkennen kann, aber nicht in der Lage ist, sie mit dem richtigen emotionalen Kontext zu verbinden. Das führt dazu, dass sich Ihre Mutter wie eine Frau anfühlt, die Sie vielleicht kennen, aber zu der Sie keine emotionale Verbindung haben.

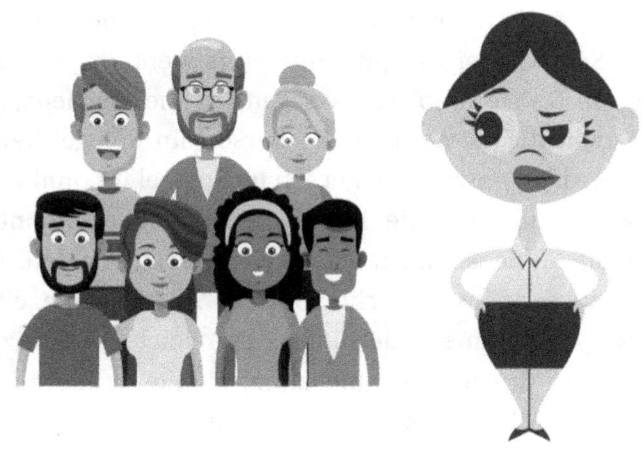

Können Sie sich vorstellen, wie seltsam es sich anfühlen würde, jemanden zu sehen, den Sie kennen,und doch noch nicht erkennen?

Warum so etwas sinnvoll sein kann, wird klar, wenn wir die folgende Fallstudie betrachten. Ein Mann entwickelte das Capgras-Syndrom, nachdem ein Autounfall ihn mit einer traumatischen Hirnverletzung zurückgelassen hatte.[2] Obwohl er sich äußerlich gut erholt hatte, konnte er seine Eltern nur als Betrüger identifizieren, die wie seine Eltern aussahen und sich wie diese verhielten. Interessanterweise war dies nicht der Fall, wenn sie am Telefon miteinander sprachen. Hier akzeptierte der Mann, dass sie seine Eltern waren. Die Wissenschaftler folgerten, dass, wenn der visuelle Cortex im Gehirn nicht benötigt wird, wie z. B. beim Telefonieren, die Verbindung zwischen den Erinnerungen und dem emotionalen Kontext intakt bleibt, sodass sich der Mann ohne wahnhafte Ablenkungen mit seinen Eltern beschäftigen konnte. Das bestätigt auch, dass das Capgras-Syndrom aus einer Trennung zwischen den visuellen und emotionalen Regionen im Gehirn resultiert.

Ein anderer Fall, diesmal von einer 77 Jahre alten Frau, erklärt das Phänomen noch besser. Die Dame wurde von Ihrem Sohn dabei ertappt, mit jemandem im Spiegel zu sprechen. Da sie taub war, verwendete sie Zeichensprache. Wenn man die Dame über die Person im Spiegel befragte, sagte sie, dass, obwohl die Person im Spiegel ihr ähnlich sehe und auch eine ähnliche Lebensgeschichte hat, könnte die Dame im Spiegel nicht sie selbst sein, da diese die Zeichensprache so schlecht spräche. Andere Spiegelbilder konnte die Dame allerdings als solche ientifizieren, wohingegen ihr eigenes Spiegelbild als eine andere Person erschien. Wir Neurowissenschaftler wissen, dass Gesichtserkennung vorrangig in der rechten Gehirnhälfte stattfindet. Als Wissenschaftler das Gehirn der Dame untersuchten, fanden sie, dass der temporoparietale Bereich (Schläfen- und Scheitellappen) auf der rechten Seit des Gehirns verkleinert war. Dieser Bereich ist für das Nachdenken, Gedächtnis und Sprache wichtig, was gut mit den Symptomen übereinstimmt. Obwohl wir das Gehirn heute viel besser verstehen als in 1923, können wir das Capgras-Syndrom immernoch nicht vollständig erklären. Fälle wie die, die wir besprochen haben, können uns aber dabei helfen.

Ein seltsames Gesicht im Spiegel

Interessanterweise ist es möglich, selbst mit einem gesunden Gehirn, das eigene Spiegelbild für eine andere Person, die auf einen zurückblickt, zu halten. Diese Personen müssen nicht einmal am Leben oder ein Mensch sein. Im Jahr 2010 führte ein italienischer Psychologe namens Giovanni Caputo ein Experiment[3] mit 50 Personen durch, die nacheinander vor einem Spiegel unter gedämpftem Licht saßen und gebeten wurden, auf ihr eigenes Spiegelbild zu starren. Die Studienteilnehmer berichteten, dass sie ihr Gesicht deformiert sahen oder auch, dass sie Gesichter ihrer Eltern (von denen einige nicht mehr am Leben waren) oder sogar von Tieren gesehen haben. Eine spätere Studie zeigte, dass man nicht einmal einen Spiegel benötigt, um dies zu erfahren. Fünf Jahre später wurde das Experiment[4] mit Testpersonen wiederholt, die in die Augen von jemand, der ihnen gegenüber saß, schauten. Jeder Teilnehmer erlebte die gleichen seltsamen Halluzinationen. Sie dauerten 7 Sekunden und in einer Minute traten mehrer dieser Halluzinationen auf. Versuchen Sie es selbst, wenn sie den Mut haben.

Anfangs gab es viele Diskussionen darüber, warum dies geschieht. Es wurde vermutet, dass diese vorübergehenden Halluzinationen Teil unseres Unterbewusstseins sind, das auf den Körper einer anderen Person projiziert wird. Es ist jedoch viel wahrscheinlicher, dass sich, wenn wir für längere Zeit auf ein unveränderliches Gesicht starren, die visuellen Neuronen in unserem Gehirn daran gewöhnen und beginnen, ihre Aktivität zu verringern, weil sie glauben, dass es für uns weniger wichtig ist. So verschwimmen und verschwinden die Gesichtszüge, die wir betrachten. Ein wichtiger Teil dieses Phänomens sind Gesichtsmimikry und *contagion* (englisch

Ansteckung). Sie beschreiben Fälle, in denen wir unsere Gesichtsausdrücke oder Handlungen ändern, um soziale Verhaltensweisen von anderen nachzuahmen, und so können wir das Bild, das wir sehen, in das ändern, was unser Gehirn erwartet.

Menschen sind beim Lesen von Gesichtsausdrücken extrem empfindlich und wir verändern oft unbewusst unsere eigenen, um für andere akzeptabler zu erscheinen. Deshalb arbeitet unser Gehirn tagein-tagaus, um unsere Umwelt zu verstehen. Ohne genügend Reiz (das Starren auf ein unveränderliches Gesicht ist für das Gehirn langweilig) beginnt es, die Lücken zu füllen, was zu bizarren Verzerrungen der prominenten Merkmalen im Gesicht führt. Schlechte Lichtverhältnisse tragen wahrscheinlich auch zu dem Effekt bei, da sie eine Art sensorischen Entzug verursachen, der unser Gehirn noch mehr verwirrt.

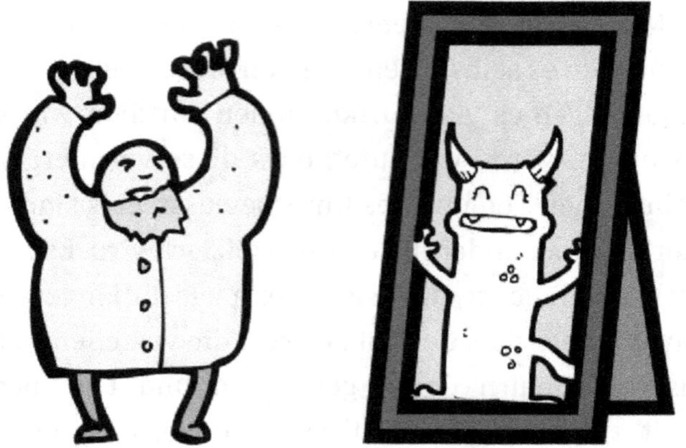

Haben Sie den Mut, dies auszuprobieren? Versuchen Sie, ob Sie die Ergebnisse früherer Studien replizieren können.

War es mein Gesicht oder deins?

Dies sollte der perfekte Zeitpunkt sein, um über Gesichter zu sprechen. Insbesondere darüber, warum sich manche Menschen einfach nicht an sie erinnern können, ein Phänomen, dass Wissenschaftler Prosopagnosie oder Gesichtsblindheit nennen. Eine Person mit Prosopagnosie kann bekannte Gesichter nicht leicht erkennen und kann unbekannte Gesichtern von Fremden nicht unterscheiden. Prosopagnosie betrifft allerdings nicht Gesichter. Schwierigkeiten beim Abrufen visueller Erinnerungen treten auch bei der Identifizierung von Orientierungspunkten oder Objekten auf, was Aufgaben wie Navigation besonders schwierig machen kann. In den schwersten Fällen können Menschen Schwierigkeiten haben, sich selbst zu erkennen. Vieles, was im Gehirn während der Prosopagnosie passiert, ist noch unklar, aber es wird angenommen, dass es ein Verbindungsproblem zwischen den visuellen Bereichen und den Gedächtniszentren in unserem Gehirn gibt. Das denken wir, weil eine Person mit Prosopagnosie, selbst, wenn sie ein bekanntes Gesicht erkennt, Schwierigkeiten haben kann, sich an Details über die Person zu erinnern, sobald diese den Raum verlässt.

Wissenschaftler glauben, dass es eine genetische Veranlagung zur Prosopagnosie gibt und etwa 2 % der Bevölkerung mit einer Form davon geboren werden. Es gibt Hinweise darauf, dass sich Prosopagnosie als Folge eines Defekts in einem Teil des Gehirns entwickelt, der als *Gyrus fusiformis* (auch Spindelwindung) bezeichnet wird. Dieser Bereich ist daran beteiligt, menschliche Gesichter sehr detailliert zu erkennen und hat sich weiterentwickelt, um uns zu helfen, die Gesichter unserer Familie und anderer

Mitglieder unserer Gemeinschaft zu identifizieren. Es scheint also ein Bereich zu sein, der mit vielen Informationen vorprogrammiert ist. Probleme bei der Entwicklung des *Gyrus fusiformis* können später im Leben zu Schwierigkeiten wie Prosopagnosie führen.[a]

Prosopagnosie ist jedoch nicht immer angeboren. Wir können sie unser ganzes Leben lang erwerben wie z. B. durch eine Hirnverletzung, einen Schlaganfall oder eine degenerative Erkrankung. Gehirnscans eines 65-jährigen Mannes, der bemerkt hatte, dass sich seine Prosopagnosie verschlimmerte, zeigten schockierende Veränderungen im Gehirn. Die Bereiche des Gehirns, die Gesichtserkennung und Erinnerungen verarbeiten (der Gyrus fusiformis und die rechte Seite des Temporallappens), waren geschrumpft und das führte zu einer schwereren Gesichtsblindheit[5]. Diese Veränderungen traten hauptsächlich auf der rechten Seite des Gehirns auf, welche viel zu unserer visuellen Verarbeitung beiträgt.

Derzeit gibt es keine Heilung für Prosopagnosie. Der Fokus der Therapie liegt auf dem Üben kompensatorischer Fähigkeiten wie z. B. dem Auswendiglernen der Kleidung einer Person oder hervorstehenden Aussehensmerkmalen ihres Aussehens, was zu erheblichen Verbesserungen führen können.

Wenn Ihnen das bekannt vorkommt, gibt es mehrere Tests wie den Benton Gesichtserkennungstest (BFRT, Benton face recognition test) oder den Cambridge Gesichtsgedächtnistest (CFMT, Cambridge face memory test), die für die Diagnose

---

[a] Die Gesichtsverarbeitung im Gehirn beruht auf dem Gyrus fusiformis, dem Occipitallappen und dem Sulcus temporalis superior (Teil des Schläfenlappens), die uns erlauben Gesichter mit außergewöhnlicher Spezifität zu identifizieren.

verwendet werden. Diese Tests basieren darauf, eine Reihe von Gesichtern zu betrachten und sie mit einem identischen oder einem Gesicht zu kombinieren, das Sie wenige Augenblicke vorher gesehen haben.

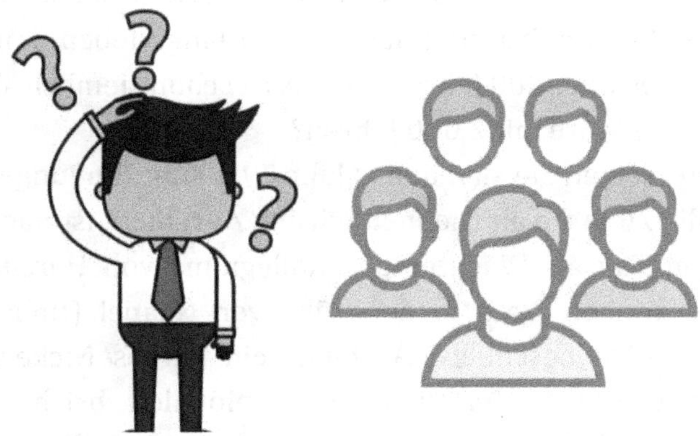

Es passiert uns allen irgendwann. Man kann sich einfach nicht mehr daran erinnern, wer die Leute sind. Irgendwann ist es dann komisch nachzufragen.

Ein weises altes Gehirn

Die Tatsache, dass die Gehirnzellen, mit denen Sie geboren werden, zum größten Teil Ihr ganzes Leben lang bei Ihnen bleiben und sich weiterentwickeln und wachsen, während Sie lernen, mag überraschend sein. Es sind aber wirklich genau dieselben! Wenn Sie also 80 Jahre alt werden, haben Sie ein 80 Jahre altes Gehirn, und, falls wir so lange leben, können es sogar 100 oder 200 Jahre sein. Das ist schon ziemlich alt, oder? Aber was wäre mit 2.000 Jahren?

Versetzen Sie sich in das Jahr 79 n. Chr. Ein junger Mann, um die 20 Jahre alt (nennen wir ihn Aurelius), ist nach einem langen Tag als Wächter des Kollegiums von Herculaneum, einer antiken Stadt in der Nähe von Neapel (Italien) sehr müde. Also beschließt Aurelius, ein kurzes Nickerchen in seinem Bett zu machen. Dann plötzlich bricht der 20 Kilometer entfernte Vesuv aus, spuckt heiße Vulkanasche bei 500 °C aus und begräbt alles schnell mit 20 Metern Asche, auch unseren schlafenden Freund Aurelius.

Gut 2.000 Jahre später, in den 1960er Jahren, wurde Aurelius auf einem Holzbett liegend unter einem Aschehaufen gefunden. Zu dieser Zeit waren sein Überreste, im Gegensatz zu einigen anderen Opfern, die wir heute deutlich sehen können, nicht besonders erkennbar. Was aber sehr außergewöhnlich war, ist, dass Aurelius' Hirngewebe gut konserviertes war. Die extreme Hitze und die folgende schnelle Abkühlung, die für die Vulkanasche vom Vesuv typisch sind, führten dazu, dass die Gehirnzellen in ein glasiges Material verwandelt wurden, das die Zellen fast intakt einfrierte. Die strukturellen Merkmale, die nur im zentralen Nervensystem zu finden sind, waren erhalten geblieben, woduch man sie als Gehirnmaterie identifizieren konnte. Eine neuere Studie[6] untersuchte Aurelius' Gehirnmaterial unter einem extrem leistungsstarken Elektronenmikroskop mit einer neuen Technologie, die es den Wissenschaftlern ermöglichte, die Gehirnzellen zu visualisieren. Das Forschungsteam bestätigte, dass sie Neuronen aus Rückenmark und Gehirn untersuchten, indem sie Röntgenspektroskopie verwendeten,[a] die es erlaubt, organisches Material zu identifizieren. Die Studie war eine großartige Werbung für diese neue Art uraltes Zellmaterial zu erforschen. Diese Forschung wird eine neue Linie biogeoarchäologischer Untersuchungen ermöglichen, und das Team hofft, diese Methode zu verwenden, um andere Orte auf der ganzen Welt zu durchsuchen und bisher unbekannte Bereiche antiker Begräbnisstätten aufzudecken.

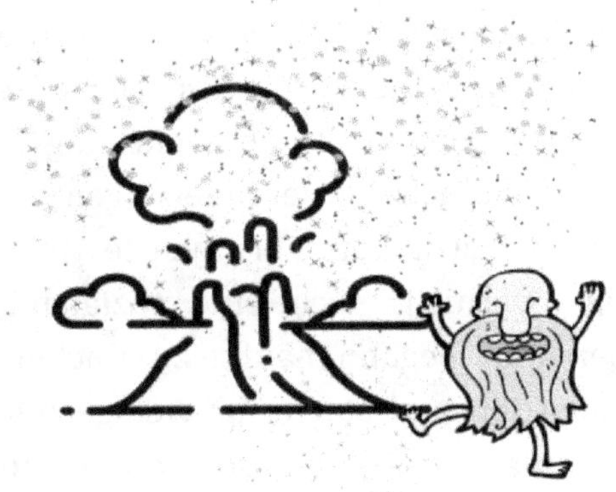

Es ist zwarsehr unwahrscheinlich ist, dass es bärtige alte Männer gab, die unter dem Vulkan tanzten, als er ausbrach, aber wir werden es wohl nie wirklich erfahren.

[a] Die Röntgenspektroskopie misst Röntgenstrahlen, um die unterschiedlichen chemischen Eigenschaften von etwas zu verstehen. Es hilft, sich eine bessere Vorstellung davon zu schaffen können, was Sie sich ansehen.

Phineas Gage

Als Neurowissenschaftler können wir viel davon lernen, Menschen im Alltag zu beobachten – nicht nur mit Hilfe von Laboren und Mikroskopen. Oft sind es Menschen, die eine schwere Hirnverletzung hatten, aber am Leben und ansonsten gesund sind. Eines der berühmtesten Beispiele dafür ist ein Mann namens Phineas Gage. Phineas war 25-jähriger Bauarbeiter, der 1848 am Bau einer neuen Eisenbahn arbeitete. Er löste versehentlich eine Explosion aus, die eine Eisenstange in seinen Schädel und sein Gehirn stieß. Die Wucht der Explosion war so groß, dass die Stange seinen Kopf verließ und auf der anderen Seite der Schiene landete. Zum Erstaunen aller um ihn herum überlebte er. Nicht lange nach seinem Unfall konnte Phineas Gage wieder sprechen und, mit ein wenig Hilfe, herumlaufen. Er erholte sich sehr gut und hatte keine Anzeichen für eine verringerte Intelligenz, eine beeinträchtigte Sprache oder eine körperliche Lähmung.

Trotz dieser beeindruckenden Genesung begannen die Menschen schließlich, Veränderungen in seiner Persönlichkeit festzustellen. Er wurde in seinem Job unzuverlässig, verhielt sich in sozialen Situationen unangemessen und begann häufig zu fluchen. Schließlich verlor er seinen Job und starb nur wenige Jahre später an einem Schlaganfall. Gage wurde von einem höflichen, verantwortungsbewussten und gut erzogenen Mann zu einem ganz anderen. Was genau passierte, werden wir vermutlich nie herausfinden, da ein Großteil seiner späteren Geschichte dramatisiert wurde.

Wir wissen aber, dass Gage vermutlich erhebliche Schäden an einem Bereich des Gehirns erlitten hat, der als präfrontaler Cortex (PFC) bezeichnet wird - ein Bereich, der für die Entscheidungsfindung, die Verarbeitung von Emotionen und die Bildung von Langzeiterinnerungen wichtig ist. Der Grund dafür, weshalb die meisten seiner geistigen Fähigkeiten intakt blieben, ist vermutlich, dass ein kleinerer Bereich des PFCs (der dorsolaterale PFC) auf wundersame Weise nicht beschädigt wurde. Dieser Bereich ist es, der an vielen der höheren kognitiven Funktionen beteiligt ist (Dinge wie Zielsetzung und Problemlösung). Der Fall von Phineas Gage war deshalb für Neurowissenschaftler so faszinierend, da sein Körper später exhumiert wurde und sein Schädel mit 3D-Computertechnologie rekonstruiert werden konnte[a]. Sokonnten wir das Ausmaß seiner Verletzungen genau verstehen.

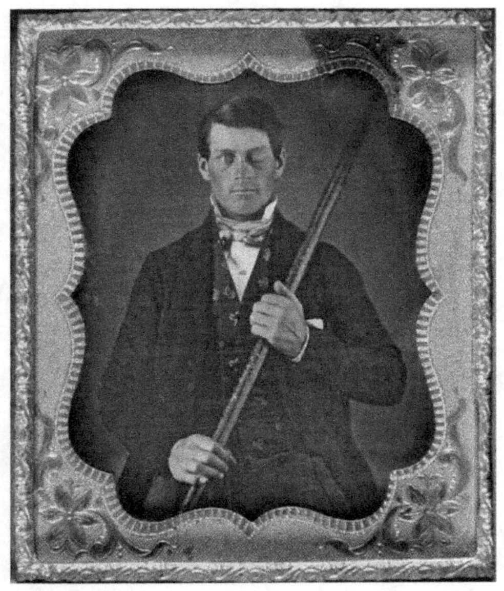

Eine schockierende Tortur und eine erstaunliche Geschichte, die ihren Platz in der Geschichte der Neurowissenschaften verdient.

---

[a] Schädigung speziell des medialen PFC und des linken orbitalen PFC.

Die unglückliche Geschichte von Phineas Gage ist die eines Mannes, der eine Verletzung überlebte, aber der im Leben leiden musste. Das soll uns daran erinnern, wie seltsam und tragisch das Studium der Neurowissenschaften sein kann.

Das Phänomen der hohen Orte

Haben Sie jemals an der Spitze eines hohen Gebäudes oder einer Klippe gestanden und hatten plötzlich kurzzeitig den Drang zu springen? Sie denken nicht wirklich darüber nach, es tatsächlich zu tun, und sind auch nicht depressiv, selbstmörderisch oder anderweitig verzweifelt, aber dieser Drang kommt trotzdem auf. Es stellt sich heraus, dass Neurowissenschaftler einen Namen für ein solches Ereignis haben - das *Phänomen der hohen Orte*, das manchmal auch als *Ruf ins Leere* bezeichnet wird. Es ist tatsächlich ein sehr normales und häufiges Gefühl. Es gibt auch Berichte über ein Verlangen, vor einen Zug zu springen, die Hand in ein Feuer zu stecken oder das Auto in den Gegenverkehr zu lenken. Glücklicherweise geben wir diesen Impulsen im Allgemeinen nicht nach, und obwohl die meisten Berichte über dieses Phänomen Anekdoten sind, gibt es ein Team von Wissenschaftlern in Florida, USA, die beschlossen haben, einen genaueren Blick darauf zu werfen.[7]

Das Forschungsteam befragte 431 Studenten zu solchen Episoden in ihrem persönlichen Leben, und überraschende 55 % gaben zu, dass sie solche Gedanken irgendwann in ihrem Leben erlebt haben. Als Neurowissenschaftler müssen wir noch verstehen, warum diese Gedanken auftreten, aber die Befunde dieser Studie zeigten, dass erhöhte Angstzustände mit einer erhöhten Häufigkeit dieser aufdringlichen Gedanken korrelierten. Angstzustände sind bei Studenten nicht ungewöhnlich und das könnte die erhöhte Häufigkeit im Vergleich zur allgemeinen Bevölkerung erklären. Warum

Angst dieses Verhalten beeinflusst, muss noch untersucht werden.[a]

Die Wissenschaft hat uns jedoch gezeigt, dass das Phänomen des hohen Ortes möglicherweise dadurch ausgelöst wird, dass man gegensätzliche Gehirnsignale in kurzer Folge (Sekundenbruchteilen) empfängt. Ein Signal ist unser Überlebensinstinkt. Dieser bemerkt die Gefahr und weist uns an, dass wir vermeiden sollten, aus großer Höhe zu fallen oder vor einen Zug zu springen. Ein anderes Signal kommt von unserem logischen Gehirn und sagt uns, dass wir, wo wir sind, relativ sicher sind und unser Überleben nicht wirklich in Gefahr ist. Unser, jetzt etwas verwirrte, Gehirn versucht, die resultierenden Botschaften zu interpretieren und weiterzugeben, und dadurch erleben wir das Phänomen der hohen Orte. Also, wenn Sie jemals einen plötzlichen Impuls haben, vom Gipfel des Mount Everest zuspringen, denken Sie daran, dass es normal ist, aber bitte tun Sie es trotzdem nicht.

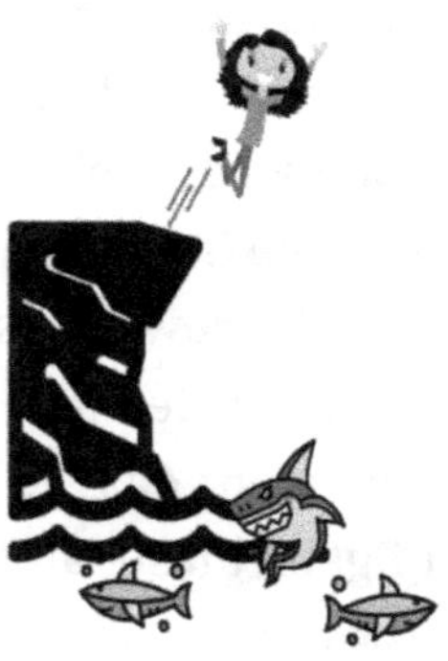

So sehr Sie es manchmal auch möchten, springen Sie bitte nicht von hohen Orten, besonders wenn es darunter Haie gibt.

---

[a] Falls solche Gedanken jedoch regelmäßig auftreten und länger als einen kurzen Moment dauern, kann das aber auch ein Zeichen für etwas Ernsteres sein und Sie sollten einen Arzt konsultieren.

Wahrnehmung von Magnetfeldern

Es ist bekannt, dass Vögel das Magnetfeld der Erde spüren können und dies, zusammen mit Landmarkern nutzen, um sich während des Flieges zu orientieren. Vögel haben magnetische Partikel in unmittelbarer Nähe von Nervenenden, die sensorische Informationen über Berührung, Temperatur und Schmerz ins Gehirn weiterleiten, in ihrem Kopf und können daher das Magnetfeld im wahrsten Sinne "fühlen". Die Netzhaut ihrer Augen enthält ein kleines Protein namens *Kryptochrom*, das sich je nach Stärke des Magnetfeldes unterschiedlich verhält. Wissenschaftler haben entdeckt, dass auch wir Menschen dieses Kryptochrom haben. Wissenschaftler am Caltech (California Institute of Technology) haben beobachtetet, wie sich das EEG (ein Elektroenzephalogramm, das Gehirnwellen misst) von Menschen verändert, wenn sie verschiedenen Magnetfeldern ausgesetzt werden.[8] Das ist harmlos und findet in unserem Alltag statt, aber diese Studie war die erste, die berichtete, dass auch Menschen in der Lage sein könnten, das Magnetfeld wahrzunehmen und, dass wir diese magnetische Information nutzen. Daraufhin haben einige Wissenschaftler vorgeschlagen, dass dies unseren menschlichen Vorfahren geholfen haben könnte, zwischen Nord und Süd zu navigieren.

Aber nicht alle Wissenschaftler sind überzeugt. Einige glauben, dass die niedrigen Konzentrationen von Kryptochrom möglicherweise keinen funktionalen Nutzen haben und es, nur weil es da ist, nicht notwendigerweise einen Effekt haben muss. Es ist vermutlich wahrscheinlicher, dass das Kryptochrom, falls wir es jemals zum Navigieren gebraucht haben, im Laufe unserer Evolutionsgeschichte verloren gegangen ist, da die heutige Navigation auf der Logik, dem räumlichen Bewusstsein und den Gedächtniszentren unseres Gehirns beruht.

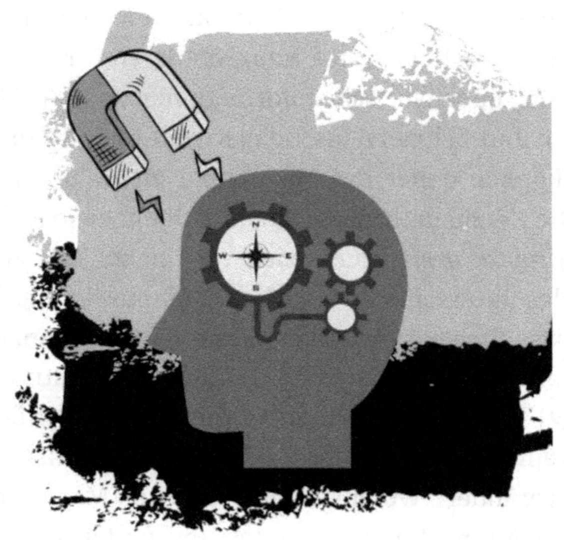

Was halten Sie davon? Können Sie mühelos navigieren? Vielleicht ist das der Grund dafür.

Bisher gibt es keine dokumentieren Fälle von Menschen, die in der Lage sind, Magnetfelder zu erfassen. Das wäre wie ein sechster Sinn. Sie könnten ohne Kompass in die richtige Richtung gehen - ein interessanter Gedanke.

Blindsehen

An der Rückseite des Gehirns haben wir den Okzipitallappen. Diese Region empfängt Bilder von unseren Augen und Sehnerven und entscheidet, was wir sehen, bevor sie diese Informationen an andere Teile unseres Gehirns sendet, um zu bestimmen, wie wir reagieren sollen. Wenn wir also einen entzückenden flauschigen Hund sehen, wandert das von diesem Hund reflektierte Licht zu unserer Netzhaut im hinteren Teil unseres Auges, entlang des Sehnervs und zum Okzipitallappen, wo es vom primären und sekundären visuellen Cortex verarbeitet wird. Andere Bereiche (der frontale Cortex und das limbische System) interpretieren dann die Bedeutung und entscheiden, was unsere emotionale Reaktion sein soll. Das führt dann zu einem sehr aufgeregten "So ein süßer Welpe - ich mag das, ich fühle mich glücklich!"

Eine Schädigung des Okzipitallappens, zum Beispiel durch eine Verletzung (Trauma), einen Hirntumor oder einen Schlaganfall, kann jedoch dazu führen, dass die Bilder des niedlichen Welpen im visuellen Cortex zwar ankommen, aber nicht verarbeitet oder an andere Bereiche unseres Gehirns weitergeleitet werden. Wir werden daher blind. Dieses Blindsein unterscheidet sich von den Fällen, in denen die Augen oder der Sehnerv nicht mehr funktionieren und wird daherals *kortikale Blindheit* bezeichnet – im Wesentlichen eine Blindheit im Gehirn. Sie fragen sich jetzt vielleicht, warum dieses Kapitel von süßen Welpen und Blindheit handelt. Nun, bei manchen Menschen mit kortikaler Blindheit kann das Unterbewusstsein bestimmte Objekte immernoch wahrnehmen, obwohl Betroffene diese nicht wirklich sehen können. Das bedeutet, dass eine Person mit Objekten interagieren kann, die sie nicht wirklich sieht. Lassen Sie uns ein anderes Beispiel verwenden. Nehmen wir an, dass Sie durch den Raum zur Tür gehen möchten, aber ein Stuhl befindet sich in Ihrem Weg. Unter normalen Umständen würden Sie den Stuhl sehen und um ihn herumlaufen. Eine Person, die *Blindsieht*, würde den Raum auch durchqueren und den Stuhl meiden, aber sie würde nicht aktiv sehen, dass es einen Stuhl im Raum gibt. Sie vermeidet ihn einfach, ohne vollständig zu verstehen, warum.

Dieses seltsame Phänomen wurde erstmals 1974 von Lawrence Weiskrantz dokumentiert und wurde seitdem in allen möglichen Situationen aufgezeichnet.[9] Eine Person kann zum Beispiel einen Ball in der Luft fangen, ohne ihn zu sehen. Die vielleicht interessanteste Studie zeigt, dass es möglich ist, Gesichtsemotionen zu identifizieren und sogar dieselben Emotionen wiederzuspiegeln, ohne jemals irgendwelche Gesichtsausdrücke bewusst zu sehen.

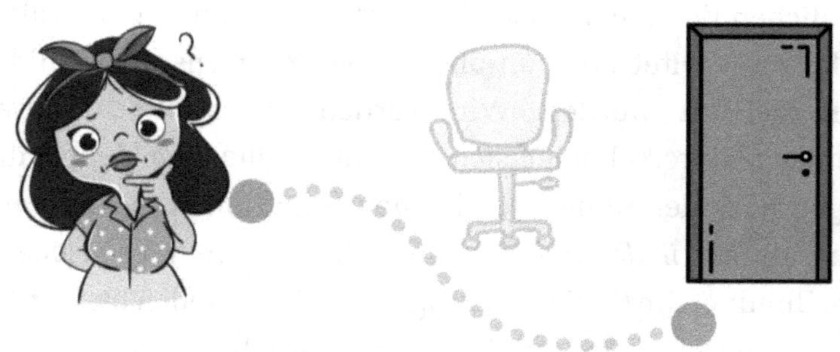

Das Gehirn ist ein wirklich seltsamer, aber faszinierender Ort, den wir vielleicht nie ganz verstehenwerden.

Blindsehen wurde in vielen experimentellen Situationen rigoros getestet, und deshalb glauben Neurowissenschaftler, dass sie eine Erklärung für dieses Phäanomen haben. Erstens, die Tatsache, dass einige Menschen mit kortikaler Blindheit das Phänomen des *Blindsehens* erleben, kann daran liegen, dass der *Colliculus superior* - ein Bereich des Gehirns, der für die visuelle Orientierung wichtig ist - intakt bleibt.[10] Obwohl wir die Funktion des *Colliculus superior* noch nicht vollständig verstehen, wissen wir, dass dieser Bereich Informationen über das, was wir sehen, empfängt und diese in Signale umwandelt, die entsprechende Bewegungen initiieren. Um dies verstehen, stellen Sie sich vor, dass Sie sich hinsetzen und einen vorbeifahrenden Rennwagen beobachten. Unsere Augen und unser Kopf folgen instinktiv dem Auto, während wir seine Bewegungen beobachten. Das ist die Funktion des *Colliculus superior*. Er überwacht die Umwelt instinktiv und entscheidet, wie wir unseren Körper bewegen.

Die aktuelle Hypothese für *Blindsehen* besagt, dass das Gehirn beginnt, sich neu zu verdrahten, wenn es eine Schädigung des Okzipitallappens wahrnimmt, um den primären visuellen Cortex zu umgehen, und, mit Hilfe des *Colliculus superior*, die Informationen durch den sogenannten *Corpus geniculatum laterale* (deutsch seitlicher Kniehöcker) sendet, der sich im Zentrum des Gehirns befindet. Betroffene werden nie ihr ganz normales Sehvermögen wiedererlangen, aber sie können immer noch in der Lage sein, ein normales Leben zu führen. Einige Neurowissenschaftler denken, dass dies ein Prozess ist, durch den das Gehirn zu einer früheren Form des Sehens zurückkehrt, einer, die bei Tieren beobachtet wird, denen die fortgeschrittenen visuellen Bereiche eines menschlichen Gehirns fehlen.

Das Perfekte Gedächtnis

Es gibt kein perfektes Gedächtnis, aber wir vergessen nie wirklich etwas. Das lehren uns zumindest die Neurowissenschaften. Die meisten Erinnerungen können wir nicht auf einer bewussten Ebene abrufen, und so denken Sie vielleicht, dass diese für immer verloren sind. Diese „Vergesslichkeit" ist jedoch einfach ein Mechanismus, den unser Gehirn nutzt, damit wir uns leicht an die wichtigen Dinge erinnern können und uns nicht von den unzähligen anderen Erinnerungen, die wir speichern, ablenken lassen. Manche Menschen scheinen diese Fähigkeit nicht zu haben und leben stattdessen mit einer nahezu perfekten Erinnerung ihres gesamten Lebens.

Dies wird *Hyperthymesie* genannt und Betroffene haben ein nahezu perfektes autobiografisches Gedächtnis. Es bedeutet, dass sie sich Tag für Tag an jedes wichtige Nachrichtenereignis aus früheren Jahren genau erinnern können oder daran, welcher Wochentag an einem zufälligen Datum aus der Vergangenheit war oder an die Speisekarte eines Restaurants, das sie an diesem Datum besucht haben. Ein Bericht über das Leben von Jill Price, der ersten Person, die mit diesem verbesserten Gedächtnis identifiziert wurde, beschrieb kürzlich, wie sich ihr Gehirn im Alter von nur acht Jahren plötzlich veränderte.[11] Von da an schien sie kein Detail aus ihrem Leben mehr zu vergessen. Das bedeutet, dass sie sich seit 1980 an jeden Tag erinnern kann, und, obwohl es keine perfekte Erinnerung ist, kann sie sich daran erinnern, was sie tat, mit wem sie zusammen war und wo sie war.

Wissenschaftler glauben, dass Hyperthymesie-Fälle dem erworbenen Savant-Syndroms ähneln, bei dem Menschen außergewöhnliche geistige Fähigkeiten im arithmetischen und faktischen Denken entwickeln. Schaut man allerdings genauer hin, zeigt sich auf Gehirnscans, dass sich die Gehirne von Menschen mit Hyperthymesie von „normalen Gehirnen" underscheiden.[12] Es fällt auf, dass der *Gyrus parahippocampalis* (ein Bereich, der die Gedächtnisregion umgibt), der mit autobiografischen Erinnerungen und räumlichem Bewusstsein (wo wir uns befinden) verbunden wird, größer ist. Obwohl diese Veränderungen festgestellt wurden, erklären sie den Unterschied in den Gedächtnisfähigkeiten nicht vollständig. Das bedeutet, dass die außergewöhnlichen Fähigkeiten wahrscheinlich auf die Art und Weise, wie das Gehirn seine Erinnerungen speichert, zurückzuführen ist und nicht nur auf die Größe bestimmter Bereiche.

Diese Konnektivität wurde kürzlich zwischen dem Temporallappen (Gedächtnis), dem Parietallappen (Berührung und Geschmack) und dem präfrontalen Cortex (analytisches Denken) nachgewiesen. Diese Bereiche sind wichtig für das Gedächtnis und vollbringen beeindruckende analytische Leistungen. Kurz gesagt, das Gehirn von jemandem wie Jill Price speichert diese Erinnerungen anders, und das führt zu besseren Erinnerungen, weil sie leichter zugänglich sind. Es ist, als hätte Ihr Verstand eine direkte Telefonleitung zum Speicherzentrum, anstatt mit Informationen durch Schichten von schlecht organisierten Aktenschränken zu gehen.

Neurowissenschaftler haben auch beobachtet, dass Menschen mit Hyperthymesie anders reagieren, wenn man sie bittet, sich selbst zu beschreiben. Sie haben oft eine außergewöhnlichere Vorstellungskraft und Aufnahmefähigkeit (die Fähigkeit, vollständig konzentriert und aufmerksam auf die Empfindungen einer Aktivität zu sein) und beschreiben, dass sie empfindlich auf Geräusche, Gerüche und visuelle Reize reagieren. Der durch diese Sensibilität erworbene Detaillierungsgrad könnte dazu beitragen, dass die täglichen Ereignisse viel unvergesslicher erscheinen. Darüber hinaus ist es nicht ungewöhnlich, dass Hyperthymesie in Verbindung mit obsessiven Persönlichkeitsmerkmalen auftritt, sodass sich die Person systematisch an Dinge erinnert, auch wenn es nicht erforderlich ist. In den Worten von Jill Price ist es sowohl eine Last als auch ein Geschenk.

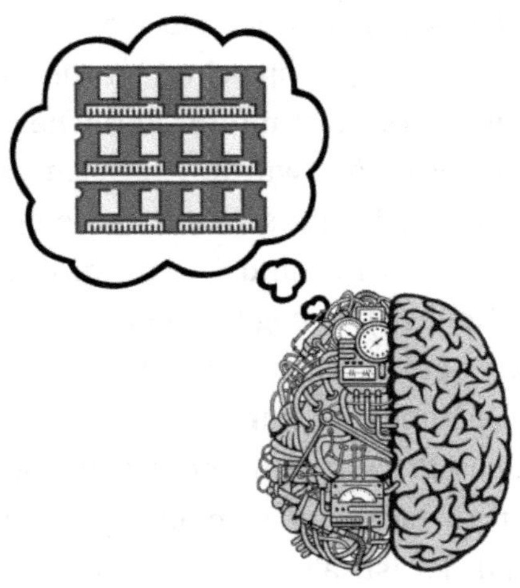

Wäre es eine gute Sache, sich immer an alles zu erinnern, oder wäre es schlecht? Ich denke, ich würde ziehen es vor, vorerst bei meinem normalen Gedächtnis zu bleiben.

Jedes Gehirn hat die Fähigkeit, sich an solche Details zu erinnern, aber wir nutzen diese Fähigkeit nur, wenn der Tag oder das Ereignis besonders unvergesslich sind, wie zum Beispiel den Hochzeitstag oder eine traumatische Erfahrung, wenn wir uns dieser sensorischen Informationen bewusster sind.

Das liegt daran, dass das Gehirn es vorzieht, diese Erinnerungen zu speichern. Unglaublich lebendige Details, die an einem typischen Tag nicht erlebt werden, kann es sich leichter merken. Unser Gedächtnis kann auf ein grenzenloses Niveau trainiert werden, aber es braucht eine starke Vorstellungskraft und viel Wiederholung.

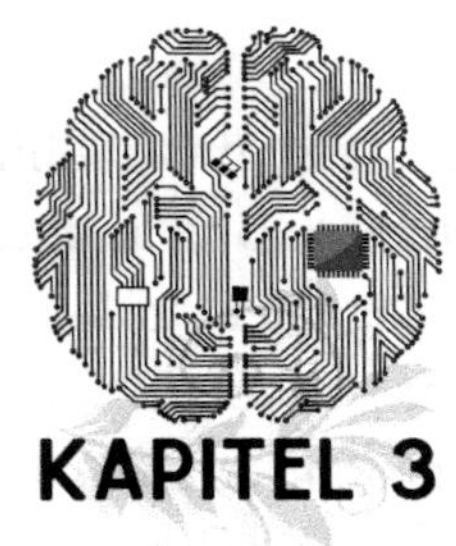

KAPITEL 3

Die Zukunft der Neurowissenschaften

Wir können nur eine kurze Strecke voraus sehen, aber wir können dort viel sehen, was getan werden muss.

Alan Turing

Dieses Zitat von Alan Turing, einem berühmten Kryptoanalytiker und Mathematiker des Zweiten Weltkriegs, fasst dieses Kapitel perfekt zusammen. Wir stehen vor vielen Herausforderungen, um die Zukunft, die wir erreichen wollen und, die wir verdienen, zu verwirklichen und es ist vielleicht unsere größte Stärke, dass wir zusammenarbeiten können, um jedes Problem zu lösen und dies zu schaffen. Wenn wir über das vergangene Jahrhundert nachdenken und die Fortschritte betrachten, die wir in den Bereichen Gesundheit und Medizin, Technologie und wissenschaftliche Experimente gemacht haben, ist es sehr aufregend, sich vorzustellen, welche Grenzen wir in den nächsten 100 Jahren überwinden könnten. In diesem Kapitel wird untersucht, wie diese Zukunft aussehen könnte. In drei Bereichen unseres Lebens –

Technologie, Gesundheit und Krankheit, Fortschritt – werden Fortschritte in den Neurowissenschaften voraussichtlich einen großen Einfluss haben. Dieses Kapitel soll eine Tour durch die bahnbrechendste Forschung von heute sein und wird beschreiben, was genau erforderlich wäre, um in der Zukunft mit Hilfe der Neurowissenschaften Gehirnkrankheiten zu heilen oder unseren Geist für immer leben zu lassen. Wir werden darüber sprechen, wie wir das volle Potenzial unseres Gehirns ausnutzen können, indem wir eines Tages nicht mit Worten, sondern mit der Kraft unseres Geistes kommunizieren, und auch über die Forschungsteams, die heute daran arbeiten, diese Ideen in die Realität umzusetzen.

Es ist etwas mehr als 50 Jahre her, seit wir zum ersten Mal Astronauten auf dem Mond landen ließen, und die Technologie hat sich in den Jahren danach radikal entwickelt. Die Rechenleistung, die für eine Drei-Mann-Rundreise zum Mond im Jahr 1969 benötigt wird, könnte heute problemlos in Ihr Smartphone passen. Im kommenden Jahrhundert könnten technologische Fortschritte wissenschaftliche Entdeckungen weiter vorantreiben, indem sie uns helfen, das Gehirn noch genauer zu betrachten und uns so einen beispiellosen Zugang zum mysteriösesten Organ des Körpers ermöglichen. Dies kann uns in eine Zukunft führen, die weniger Science-Fiction und mehr Wissenschaft ist.

Wenn Sie bisher dachten, dass das Gehirn seltsam und mysteriös war, seien sie gespannt!

Wir wissen so viel, aber so wenig

Es liegen aufregende Zeiten in den Neurowissenschaften vor uns, aber es ist wichtig, zu schauen, wo wir heute stehen. Es bleibt so viel übrig, dass wir über das Gehirn noch nicht wirklich verstehen. Es fühlt sich an, als ob jedes Mal, wenn wir etwas Neues lernen, viele weitere Fragen auftauchen und unsere Denkweise darüber, wie das Gehirn wirklich funktioniert, in Frage stellen. Damit Wissenschaftler irgendwann verstehen, wie ein menschliches Gehirn mit seinen miteinander verbundenen Neuronen, Axonen, Gliazellen, Blutgefäßen und Neurotransmittern funktioniert, müssen wir zunächst eine genaue Karte, ein *Konnektom,* konstruieren. Gehirnscans, die in der Lage sind, ein menschliches Gehirn in drei Dimensionen aufzuzeichnen und es ermöglichen, jedes Neuron zu verfolgen und seine Verbindungen zu visualisieren, wäre ein revolutionärer Fortschritt; einer, der mit der Sequenzierung des menschlichen Genoms oder der Mondlandung konkurrieren würde.

Das menschliche Gehirn besteht aus Milliarden von Neuronen, jedes mit Tausenden von Synapsen. Der erste Versuch, eine kleine Region des Gehirns einer Fruchtfliege genau abzubilden, konnte rund 600 Neurone erfassen. Bei dieser Geschwindigkeit müssen wir diese Fliege mit weiteren 146 Millionen kombinieren, um dem menschlichen Gehirn auch nur nahe zu kommen. Zusätzlich müsste die Wissenschaft einen interdisziplinären Ansatz verfolgen, bei dem Ergbenisse frei mit anderen Wissenschaftlern, Ingenieuren, Ärzten und Akademikern geteilt werden. Dies geschieht viel weniger, als Sie vielleicht denken, aber einige Forschungseinrichtungen beginnen, die Dinge zu ändern. Das *Allen Institut* in Seattle, USA, zum Beispiel, macht genau das. Sie stellen ihre Gehirnkarten frei zur Verfügung, um anderen Forschern zu helfen, die Funktionsweise des Gehirns zu verstehen und die Neurowissenschaften als Ganzes zu beschleunigen. Daten zu teilen ist jedoch nicht so einfach in der Welt des wissenschaftlichen Publizierens: Die Zeitschriften, die Forschung veröffentlichen, verlangen erpresserische Preise, um Forschungsergebnisse überhaupt zu akzeptieren (Tausende von Dollar pro Forschungsartikel) und erheben dann beschämende Abonnementgebühren, um Zugang zu ihnen zu gewähren. Dies wurde kürzlich in einer von der Harvard University veröffentlichten Memo hervorgehoben, die außerdem erklärte, dass die jährliche Abonnementrechnung in Höhe von 3,5 Millionen US-Dollar den wissenschaftlichen Beitrag der Universität beeinträchtige.[1] Harvard erwähnte spezifisch Elsevier, einen niederländischen Verlagsriesen, der einen Umsatz von 2,6 Milliarden Dollar hat, aber die Wahrheit ist, dass sie nur die Spitze eines größeren Eisbergs sind.

Die Reaktion einiger Verlage auf die Covid-19-Pandemie ist vielleicht am besorgniserregendsten, denn sie hat zu einer Preistreiberei geführt. Die Kosten für elektronische Bücher (digitale Kopien und daher relativ geringe Kosten für die Veröffentlichung) sind für Studenten um bis zu 500 % gestiegen.[2] Diese Bücher sind oft Vorraussetung zum Bestehen eines Kurses. Für ein Buch von McGraw Hill Publishing zum Beispiel zahlt man 77 € für die Printausgabe, aber 622 € für eine herunterladbare Version.

Das bedeutet, dass in Wirklichkeit nur die reichsten Einrichtungen Zugang zu allen wissenschaftlichen Forschungen haben. Aber es gibt Licht am Ende des Tunnels. Die indische Regierung erwägt eine "Eine Nation ein Abo" - Politik, durch die sie die wissenschaftlichen Artikel kaufen und mit Wissenschaftlern im ganzen Land teilen würde; eine gute Idee, die sich hoffentlich durchsetzt. Weltweit hat sich aber leider Gier in die Wissenschaft eingeschlichen, und wenn diese unangefochten bleibt, wird eine größere Konnektivität zwischen Wissenschaftlern nie realisiert werden.

Nehmen wir mal für einen Moment an, dass böse Verleger nicht existieren, und kommen wir zurück zur Fruchtfliege. Die visuelle Verarbeitung in seinem Gehirn rekrutiert etwa 60.000 Neuronen (das gesamte Gehirn enthält etwa 100.000). Wenn die Fliege einen saftigen Apfel sieht, leiten Neurone aus dem visuellen Cortex die Signale weiter und kommunizieren mit anderen Gehirnregionen, die diese Signale interpretieren, um ein Bild zu erstellen und feststellen, dass es sich um einen Apfel handelt. Es stellt sich heraus, dass nur 10 % dieser Neuronen so reagierten, wie wir dachten, dass sie es sollten.[3] Das bedeutet, dass wir 90 % der Gehirnaktivierung noch nicht vollständig verstehen. Und selbst das ist vermutlich eine Übertreibung. Wir verstehen immer noch nicht, wie unser Gehirn verschiedene Arten von Neuronen verwendet, um ein Problem zu lösen. Wir haben Vermutungen und können Konzepte beweisen, aber nie die ganze Geschichte. Stellen Sie sich vor, Sie lesen ein Buch, in dem einige Seiten fehlen. Wenn wir Goldlöckchen und die drei Bären lesen und erfahren, dass die Heldin vor dem Einschlafen eiskalten Brei isst, würden wir denken, dass sie eine seltsame Brei-Esserin ist, die an arktische Bedingungen gewöhnt ist, wenn die Seiten, an denen sie das wärmere Zeug isst, fehlen würden. Uns würde der Kontext fehlen, den wir brauchen.

Es gibt viele Fragen, die beantwortet werden müssen, wenn wir die Zukunft so gestalten wollen, wie wir uns sie vorstellen. Trotz der Probleme bei der wissenschaftlichen Zusammenarbeit und beim Publizieren arbeiten ambitionierte Biotechnologieunternehmen, die darum konkurrieren, sich zuerst als Marktführer zu etablieren, mit akademischen Forschern zusammen, um die Zukunft näher zu bringen, als bisher vorstellbar. Im Folgenden diskutiere ich einige der Forschungen, die in den Labors am sehnlichsten erwartetet werden und, wie diese Projekte uns auf die Zukunft der Neurowissenschaften vorbereiten.

Teil I: Wissenschaft trifft Technologie

Bildgebung unseres Gehirns

Ich muss zugeben, als mir die Idee für dieses Kapitel in den Sinn kam, habe ich sofort gedacht: "Kann mein Gehirn in einen Roboter übertragen werden, damit ich länger lebe?" Als ich dann Leute in meinem Aufruf bat, neurowissenschaftliche Fragen einzureichen, war ich beruhigt zu sehen, dass sich auch andere Menschen diese Frage stellen. "Zumindest werde ich in Zukunft nicht der einzige Roboter sein", dachte ich mir. Wird es jemals möglich sein, unsere Erinnerungen, Gedanken und Persönlichkeit in ein computerisiertes, synthetisches Gehirn zu kopieren, so dass wir, wenn unser Körper stirbt, immer noch in irgendeiner Form weiterleben? Wenn ja, wie würde das Aussehen und wie fangen wir überhaupt an, die Technologie zu entwickeln? Wird es in der Zukunft wirklich möglich sein, dies zu tun?

Beginnen wir mit der Idee, ein synthetisches Gehirn aufzubauen, das alle unsere Lebenserfahrungen und Persönlichkeit speichert. Es müsste ein computergestütztes Duplikat erstellt werden, in dem all diese Informationen gespeichert werden könnten. Das präzise Scannen und Kartieren unseres Gehirns ist daher einer der großen Meilensteine, um diese Zukunft Wirklichkeit werden zu lassen. Das menschliche Gehirn hat 88-100 Milliarden Neurone, jedes mit Tausenden oder Zehntausenden von Synapsen, was zusammen 1.000.000.000.000.000 (1 Billiarde) Verbindungen bedeutet. Wenn wir Gehirnzellen einbeziehen, die keine Neurone sind, wie Gliazellen – von denen wir etwa fünfmal so viele wie Neuronen haben – wird es noch komplizierter. Und dann habe ich noch nichtmal die

Interneurone, das sind Überbrückungszellen zwischen zwei Neuronen, mitgezählt. All dies muss abgebildet und visualisiert werden, um ein menschliches Gehirn zu verstehen und zu kopieren. Dann brauchen wir also nur eine riesige Karte, oder? Gut... ja und nein.

Sehen ist Glauben

Ein wichtiger Bereich, der sich im nächsten Jahrhundert verbessern wird, sind die Technologien, die es Wissenschaftlern ermöglichen, eine Vorstellung davon, was in einem Neuron passiert, geben. Unsere leistungsstärksten Mikroskope, wie Elektronen-Mikroskope und Zwei-Photon-Mikroskope (letzteres ist das Goldstandard-Mikroskop, bei dem ein Laser abgefeuert wird, um Neuronen sichtbar zu machen oder sie zur Fluoreszenz anzuregen), erfordern, dass die Zellen perfekt still sind und daher nicht am Leben sein können. Lebendes Gewebe kann abgebildet werden, aber es führt im Allgemeinen zu langsamen Bildern mit einer suboptimalen Auflösung. Bildgebende Verfahren, die lebende Gehirnzellen in Echtzeit visualisieren könnten, z. B. wie Rezeptoren und andere Proteine mit Medikamenten interagieren, wären daher ein Durchbruch, der es uns ermöglichen könnte, genau zu sehen, wie ein Medikament wirkt.[a]

---

[a] Eine verbesserte Zwei-Photon-Mikroskopie, die eine Arbeitsgruppe in den USA, die mit lebenden Tieren arbeite, entwickelte[4] und FACED (Englisch: Free Space Angular-Chirp-Enhanced Delay) genannt wird, zeichnet Neuronen mit einer so hohen Bildrate auf, dass man die elektrischen Signale sehen kann. Es dringt jedoch nur 1 mm tief ins Hirngewebe ein und kann daher keine tieferen Bereiche erreichen.

Neuere und spezifischere bildgebende Verfahren, die es ermöglichen, bestimmte Teile von Gehirnzellen zu markieren oder zu kennzeichnen, würden es Forschern auch ermöglichen, Veränderungen im Laufe der Zeit in mehreren Gehirnregionen zu verfolgen. Wir könnten diese Informationen dann nutzen, um das Gehirn rückwärts zu konstruieren (reverse-engineer), um zu verstehen, was im Gehirn passiert, wenn Krankheitsprozesse in Gang gesetzt werden - Prozesse, die schwer zu untersuchen und noch nicht vollständig erforscht sind. Die Mikroskope von heute sind ein Kompromiss zwischen entweder hoher Bildqualität und langsamer Aufnahmezeit und Bildrate oder einem schnellen und tieferen Bild mit einer niedrigeren Auflösung. Zukünftige Bildgebung müsste die Vorteile kombinieren und gleichzeitig die Einschränkungen begrenzen. Das in New York ansässige Forschungslabor von Alipasha Vaziri versucht derzeit genau das zu erreichen. Es entwickelt eine Drei-Photon-Mikroskopietechnik, die Bilder viel tiefer im Gehirn aufnehmen kann als der Standard - 1mm.[b,5] Das Team ist in der Lage, die Aktivität von 12.000 Neuronen gleichzeitig aufzuzeichnen, während sich das Tier bewegt und mit seiner Umgebung interagiert, so dass Forscher untersuchen können, wie sich das Gehirn während seines Verhaltens verändert. Das ist wirklich eine erstaunliche Leistung.

Diese großartigen Bilder erzeugen jedoch so viele Daten, dass es für Standardcomputer schwierig ist, diese zu verwalten. Verbesserungen in diesem Bereich sind daher auf den gemeinsamen Fortschritt von Technologie, Mikroskopie,

[b] Das Forschungsteam leistet Pionierarbeit bei der HyMS-Mikroskopie (Englisch: Hybrid Multiplexed Sculptured Light Microscopy) in lebenden Tiergehirnen, um zu sehen, wie sie sich verändern, wenn Tiere mit ihrer Umgebung interagieren.

Computersoftware und künstlicher Intelligenz (KI) angewiesen. Nur so können die Informationen aus solchen Bildern gesammelt und verarbeitet werden. Es kann sein, dass Fortschritte in den Neurowissenschaften nur im Einklang mit diesen technologischen Innovationen stattfinden.

Im Jahr 2019 hat sich ein Forschungsteam des Massachusetts Institute of Technology (MIT) mit dem Nobelpreisträger Eric Betzig und seinem Labor zusammengetan, um einen atemberaubenden Blick auf Neuronen zu werfen. Sie beschließen, das Gehirn unserer Lieblingsfruchtfliege erneut zu untersuchen.[6] Sie erfanden eine Technik namens *Expansionsmikroskopie (expansion microscopie)*. Im Grunde bedeutet das, dass man die Neuronen des Gehirns anschwellen lässt, um dreidimensionale Bilder zu erzeugen. Die so aufgezeichneten Bilder waren revolutionär und ermöglichten es den Forschern, bestimmte Neuronen und Synapsen zu vergrößern und alle 40 Millionen Synapsen zu zählen. Das ist unglaublich. Es ist, als würde man ein Foto von einer Nadel im Heuhaufen machen. Nun, eigentlich wären es 40 Millionen Nadeln in einer ganzen Menge Heuhaufen, wenn diese nur alle auf Ihre Fingerspitze passten.

In Zukunft könnte diese fortschrittliche Mikroskopie mit Virtual-Reality-Headsets gekoppelt werden, um es Wissenschaftlern zu ermöglichen, alle Gehirnverbindungen zu visualisieren (mit so einem Headset könnte man buchstäblich im Gehirn herumlaufen). Derzeit hat diese Expansionsmikroskopie jedoch noch Grenzen. Einige spezifische Teile von Gehirnzellen fluoreszieren nicht oder halten dem Schwellungsprozess nicht stand. Diese Probleme werden in weiteren Studien, während der wir unser Verständnis dieser Techniken verbessern, behandelt.

KÖNNEN WIR UNSERE ERINNERUNGEN HOCHLADEN?

Also zurück zum Aufbau eines computerisierten Gehirns. Eines der Hauptprobleme, die wir Wissenschaftler haben, wenn wir menschliche Gehirnzellen beobachten wollen ist, dass sie dazu neigen, dabei zu sterben. Die Zellen müssen stabil und bewegungsunfähig sein, damit wir im Labor klare Bilder erhalten (dies unterscheidet sich von Gehirnscans in einem Krankenhaus, die das gesamte Gehirn und nicht nur ein paar winzige Neuronen betrachten). Eine Möglichkeit, dieses Problem in der Gegenwart zu umgehen, besteht darin, die Gehirne von kürzlich Verstorbenen zu nutzen. Eine andere, etwas unangenehmere Möglichkeit ist, das Gehirn eines Menschen genau dann zu konservieren, wenn er im Begriff ist, zu sterben. Das Konservieren ist schließlich tödlich, aber die Informationen werden dennoch von einem gerade noch lebenden Gehirn gesammelt. Es gibt eine Firma namens *Nectome*, die genau das tut. Unheilbar Kranke können sich freiwillig dafür entscheiden, ihr Gehirn und damit ihre Erinnerungen in nahezu perfektem Zustand zu konservieren . *Nectome* steht an der Spitze eines brandneuen Feldes der experimentellen Neurowissenschaften, das als Gedächtniserhaltung bezeichnet wird. Im Jahr 2018 und nur wenige Stunden nach dem Tod wurde ein menschliches Gehirn mit der neuen Technik von Nectome entfernt und konserviert. Dies zeigte, dass die Methode funktionierte.[7] Das Gehirn selbst wird nun für weitere Studien zur Optimierung des Speicherprozesses verwendet.

Um diese neue Art der Konservierung durchzuführen, hat Nectome eine chemische Lösung auf der Basis von Glutaraldehyd entwickelt. Damit soll das Gehirn und alle seine mikroskopischen Strukturen erhalten bleiben und es zukünftigen Generationen ermöglichen, es zu entschlüsseln. Das ist keine leichte Aufgabe, wenn man bedenkt, dass sich in jeder Synapse mindestens 300.000 Moleküle befinden, und wir haben keine Ahnung, welche von denen für Erinnerungen relevant sind oder wie die Zelle sie für die Langzeitspeicherung verwendet. Schon heute können Neurowissenschaftler Hirngewebe konservieren, aber diese Prozesse verursachen viel Schaden und sind bei Weitem nicht auf einem Niveau, das für ein menschliches Gehirn erforderlich ist, wenn es in der Zukunft von Nutzen zu sein soll. Deshalb ist Nectomes neuartiger Ansatz so spannend.

Das ehrgeizige Ziel des Unternehmens ist es, die Gehirne für eine Zeit zu erhalten, in der sie in der einen oder anderen Form wieder zum Leben erweckt werden können. Viele Wissenschaftler glauben jedoch, dass die Reanimation eines menschlichen Gehirns, selbst in einem Jahrhundert, unrealistisch ist. Wir verstehen die einzelnen Verbindungen im Gehirn immer noch nicht genau. Selbst wenn wir also diese berühmte Gehirnkarte hätten, wird sie uns nicht unbedingt helfen, Informationen des Gehirns zu extrahieren und zu entschlüsseln, was aber notwendig wäre, um sie auf künstliches Gehirn zu übertragen. Nectome betont jedoch, dass sie sich auf die langfristige Erhaltung des Hirngewebes konzentrieren. Sie widmen sich der Erhaltung der Verbindungen, Synapsen und Axone, die (zumindest soweit wir wissen) die Grundlage für die Erinnerungen sind. Momentan versucht Nectome nicht, Gehirne zu reanimieren.

Viele Fragen rund um die Besonderheiten der Gedächtnisbildung sind noch ungelöst und daher ist es noch unwahrscheinlicher, dass Persönlichkeit und Verhalten in absehbarer Zeit identifiziert und in eine zukünftige virtuelle Figur kopiert werden könnten. Wichtige Fragen bleiben frustrierenderweise unbeantwortet. Wenn wir an Kapitel 1 zurückdenken, in dem wir den Prozess der Gedächtnisbildung untersucht haben, wird klar, dass eine der Herausforderungen bei der Entschlüsselung von Erinnerungen darin besteht, zu verstehen, wie kleine Details über jede Erinnerung im ganzen Gehirn gespeichert werden. Verbindungen zu unseren emotionalen, visuellen und logischen Bereichen und noch vielen mehr können eine einzige Erinnerung bilden. Könnte vielleicht die Aktivität eines einzelnen Rezeptors oder Ionenkanals dafür verantwortlich sein, sich an einenWitz zu erinnern über den sie gelacht haben, oder an ein Gefühl der Empathie, die Sie für einen geliebten Menschen hatten, oder an die Bewunderung eines Gemäldes, das Sie einmal gesehen haben? Noch faszinierender ist die folgende Vorstellung – wenn wir diese Veränderungen verstehen, könnten wir vielleicht Erinnerungen löschen, die wir *nicht* wollen? Vielleicht möchten Sie sich an eine glückliche Erfahrung in einem Freizeitpark erinnern, aber nicht daran, dass Sie sich nach einer Fahrt übergaben.

Wahrscheinlicher ist, dass wir lernen werden, einige der Daten des Gehirns auf einer grundlegenden Ebene zu "lesen" wie z. B. aus welchem Jahrzehnt die Erinnerungen stammen, welche Sprache eine Person gesprochen hat oder eine ungefähre Beschreibung eines zuvor besuchten Ortes. Dies ist schwieriger als es klingt, weil eine einzelne Erinnerung nicht als Filmrolle oder Bild gespeichert wird, sondern als eine Sammlung von Details, die mit Hilfe von neuronalen Interaktionen, jede mit ihren eigenen subtilen Veränderungen, verschlüsselt sind. Um all diese Verbindungen (das sogenannte Konnectom) zu entschlüsseln, müsste eine leistungsstarke künstliche Intelligenz (KI) nicht nur lernen, *wie* die Gehirnzellen verbunden sind, sondern auch, *warum* sie miteinander verbunden sind. Um dieses Problem zu lösen, müsste eine Person monatelang ein drahtloses Headset, das mit fortschrittlicher KI gekoppelt ist, tragen, bevor das Gehirn konserviert wird. Das wäre entscheidend dafür, das Konnectom zu entschlüsseln und damit auch dafür, die Gehirnbahnen in einem synthetischen Gehirn zu reanimieren oder das ursprüngliche organische Gehirn "neu zu starten".

Nehmen wir an, dass es irgendwann möglich ist, Erinnerungen aus einem verstorbenen Gehirn abzurufen. Was dann? Je nachdem, wie lange das Gehirn tot ist, könnte es möglich sein, unsere Erinnerungen post mortem zu kopieren und so möglicherweise mit den letzten Erinnerungen ein Verbrechen oder einen Mord aufzuklären. Oder vielleicht können wir eines Tages Erinnerungen von lebenden Menschen mit einem drahlosen Gerät kopieren, um die Wahrheit in einem Strafprozess heraus zu finden. Irgendwann könnten auch Normalverbraucher diese Technologie nutzen und damit, in der Zukunft, unsere eigenen Erinnerungen nach Bedarf speichern und wieder abrufen. Mit Hilfe eines drahtlosen Gerätes, könnten wir dann eine glückliche Erinnerung, eine Wegbeschreibungen zu einem einmal besuchten Ort oder eine einfache Einkaufsliste abrufen.

Zukünftige neurowissenschaftliche Untersuchungen und Produkte werden sich mit ziemlicher Sicherheit in Richtung nicht-invasiver Aufzeichnung bewegen. Heute stammen unsere zuverlässigsten Daten von Elektroden, die chirurgisch in das Gehirn implantiert wurden. Diese Studien werden oft an Menschen, die Elektrodenimplantate zur Behandlung von epileptischen Anfällen haben, durchgeführt, um keine invasive Eingriffe bei Menschen, die diese nicht benötigen, zu machen. Wir bewegen wir uns aber langsam in eine Zukunft, in der wir Gehirnveränderungen drahtlos erkennen können, wie wir im Folgendensehen werden.

Gleicher Kopf, neuer Körper

Wenn wir unser Gehirn bewahren wollen, könnten wir dann nicht einfach den Mittelsmann im wahrsten Sinne des Wortes ausschneiden? Warum sich die Mühe machen, unser Gehirn wenn wir sterben zu kopieren und zu entschlüsseln, wenn wir unseren Kopf einfach auf einen anderen, gesunden Körper transplantieren könnten.

** Kurze Pause, damit der Leser sich übergeben kann.**

Im Jahr 1908 versuchte ein Wissenschaftler namens Charles Guthrie, den Kopf eines Hundes auf den Hals eines anderen zu legen. Er lebte nicht länger als ein paar Stunden. Der nächste Versuch fand im Jahr 1971 statt. Ein Team von Chirurgen führte eine grausame Transplantation eines Affenkopfes auf den Körper eines anderen Affen durch. Der Affe überlebte 8 Tage und die Chirurgen schafften es tatsächlich, einige grundlegende Empfindungen wie Geruch, Geschmack und Gehör wiederherzustellen.[8] Dies sind natürlich Vorstellungen aus Albträumen und soll hier lediglich als eine Erinnerung an die Opfer, die leider im Namen der Wissenschaft gemacht wurden, dienen. Im Jahr 2019 sollte dann ein 33-jähriger russischer Mann namens Valery Spiridonov, der an einer Muskelschwundkrankheit leidete, der erste Mensch werden, der sich einer vollständigen Kopftransplantation auf den Körper eines anderen unterzieht. In den Jahren vor der möglichen Operation hatte er sich mit dem italienischen Neurochirurgen Sergio Canavero zusammen getan, um die weltweit erste menschliche Kopftransplantation durchzuführen. Spiridonov sprang jedoch kurzfristitg als Freiwilliger für die Operation ab, nachdem er seinen Partner geheiratet und sich gegen den riskanten Eingriff entschieden hatte. Das Canavero sich verpflichtet hat, in Zukunft einen weiteren Freiwilligen zu finden, zeigt, dass die Wissenschaft eindeutig entschlossen ist, die Machbarkeit dieser Art von Operation zu beweisen.

Abgesehen von den ethischen Betrachtungen, die mit dieser Art von Operation einhergehen (Canavero kann diese Forschung in in vielen Ländern nicht durchzuführen), sind die technischen Fähigkeiten, die dafür erforderlich sind, heute weit außerhalb unserer Reichweite. Zu verstehen, wie man ein Rückenmark und seine Neuronen wieder verbindet oder den Blutfluss zu Körper und Gehirn erhält oder, wie man viele chirurgische Fähigkeiten für Hals, Blutgefäße, Nerven und alles andere kombiniert, das sind alles Herausforderungen, von denen die meisten nicht glauben, dass wir in der Lage sind, sie in absehbarer Zeit zu lösen.

Gehirn-Computer-Schnittstellen

Den größten Einfluss darauf, wie wir unser Leben in Zukunft führen werden, wird vermutlich eine andere aufregende Idee haben, die sich aus der Zusammenarbeit von Neuro- und Ingenieurwissenschaften ergeben hat. Diese wird als *Brain-Computer Interface* (BCI, englisch für Gehirn-Computer-Schnittstellen) bezeichnet und ermöglicht eine direkte Kommunikation zwischen dem menschlichen Gehirn und einem Computer. Irgendwann können wir also vielleicht nur mit Hilfe der Kraft unserer Gedanken auf völlig neue Weise mit der Welt um uns herum interagieren. Dieser Forschungsbereich hat sich seit den 1970er Jahren kontinuierlich weiterentwickelt, und so langsam fangen wir an, die Nutzen dieser Technologie zu erkennen und wo ihr Potenzial liegen könnte. Dieser Bereich wächst so schnell, dass der BCI-Verbrauchermarkt bis 2027 voraussichtlich einen Wert von 4 Milliarden US-Dollar haben wird.

Schon heute nutzen wir sogenannte *Virtuelle Realität* (VR) und jeder, der eine Spielekonsole besitzt, hat wahrscheinlich solche eine Art von Ausrüstung schonmal irgendwo gesehen. Auf der einen Seite gibt VR-Brillen (Headsets) mit eingebautem Smartphonehalter, die eine neuartige Interaktion mit dem Smartphone ermöglichen sollen. Auf der anderen Seite gibt es Apparate, die ein lebensechtes Rennwagenspielerlebnis versprechen, bei dem jeder Blickwinkel ein realistisches Fahrgefühl im Freien vermittelt. Kürzlich hat *Neurable*, ein Unternehmen in Boston, USA, sein Virtual-Reality-Spiel namens *Awakening* präsentiert und uns damit Traum nach dem ultimativen Erlebnis einen Schritt näher gebracht. Im Unterschied zu anderen Spielen , werden Bewegungen hier mit Hilfe von virtueller Realität durch den Verstand gesteuert. Andere Unternehmen wie *Nextmind* wollen ebenfalls modernste Neurowissenschaften mit neuen Technologien kombinieren, um ähnliche Produkte für die Öffentlichkeit zu entwickeln. Es hat ein Headset entwickelt, das die Augenbewegung einer Person analysiert und diese in einen Befehl übersetzt. Wenn das Headset beispielsweise beim Fernsehen getragen wird, kann es den Kanal wechseln, die Lautstärke erhöhen und Menübildschirme öffnen. Es ist heute für den öffentlichen Kauf verfügbar, aber wahrschienlich nur der erste Schritt in der BCI-Entwicklung.

Mehrere Unternehmen wie *Brainco*, *Neurosity*, *Paradromics* und *Neurable* sich auf der Suche nach Wegen, die es erlauben Elektroden im Gehirn besser zu überwachen und deren Aktivität aufzuzeichnen. Die genauesten Messungen wurden bisher von chirurgisch implantierten Elektroden, die sich im Gehirn selbst befinden, gemacht. Das ist natürlich für den Normalverbraucher nicht sonderlich geeignet. Heute ist diese Methode nur für Menschen mit schweren Hirnerkrankungen, die nicht auf andere Weise behandelt werden können, eine Option. Elektroden können so klein wie ein menschliches Haar sein, um Schäden am Gehirn zu minimieren. Drahtlose EEG-Geräte sind in der Entwicklung und werden sicherlich die Richtung sein, in die diese Technologie in Zukunft geht. Irgenwann wird sie dann auf eine Miniaturgröße verkleinert werden, die von den Menschen nicht mehr wahrgenommen wird. Mehrere BCI, die Standard-EEG-Messungen verwenden, sind derzeit auf dem Markt und sollen beim Meditieren, Aufmerksamkeitsniveau, Schlafen und bei emotionalen Zuständen helfen. Eine Firma namens *Synchron* sucht nach einem Mittelweg für die Aufzeichnung von Gehirnsignalen, was momentan entweder hochempfindlich (implantierte Elektroden) oder nicht-invasiv (mit geringer Empfindlichkeit) möglich ist. Im Jahr 2020 wurden erfolgreich Elektroden durch die Vena jugularis im Nacken eingeführt und das machte es möglich, dass zwei Patienten mit Motoneuronerkrankung, die sich nicht bewegen konnten, per SMS kommunizieren konnten.[9] Die Grundlage für diesen Erfolg war, dass eine KI-Software wochenlang lernte, Gehirnsignale zu lesen, bevor sie anfing, einzelne Wörter zu erkennen, wenn die Person sie dachte. Das ist wichtig, weil es darauf hindeutet, dass wir Gehirnsignale besser erkennen können, ohne Elektroden in das Gehirn einführen zu müssen, und, obwohl dies nur unter medizinischen Umständen und nicht in Verbraucherprodukten angewendet werden kann, versuchen einige Studien bereits, Aufzeichnungsgeräte für Elektroden zu verbessern. Jede Elektrode wird im Gehirn Schäden verursachen, und, obwohl die Implantation relativ sicher ist, verstehen nicht, welche langfristigen Schäden durch implantierte Elektroden verursacht werden. Neuere Aufzeichnungsgeräte, die Gehirnsignale perfekt messen können, ohne Zellschäden zu verursachen, würden diese Probleme überwinden.

Schreiben wie ein Computer

Im Jahr 2017 behauptete Facebook kühn, dass es ein tragbares Gerät entwickeln würde, das Gedanken mit beeindruckender Geschwindigkeit in Wörter verwandeln könnte (Sie gaben als Ziel 100 Wörter pro Minute an, der Durchschnitt beträgt 40.). Die Reality Labs von Facebook arbeiten mit mehreren Forschungsteams an Universitäten zusammen, um ein KI-System zu entwickeln, das mit Hilfe von Gehirnaktivitätsanalysen die Gedanken einer Person in Text übersetzen kann. Bisher hat ein Team eine KI entwickelt, die 250 Wörter erkennen kann, diese müssen jedoch aus vorausgewählten Sätzen stammen - weit entfernt von einer echten Konversation. Ein Jahrzehnt nachdem Sprache zum ersten Mal aus Gehirnaktivität entschlüsselt wurde, steckt diese Technologie noch in den Kinderschuhen, aber Facebook prognostiziert, dass sich die Forschung innerhalb der nächsten 10 Jahre extrem weiterentwickeln werden wird. Reality Labs sagen, dass der nächste Schritt wahrscheinlich sogenannte Augmented-Reality-Brillen (englisch für erweiterte oder angereicherte Realität) sein wird. Diese werden Licht verwenden, um den Sauerstoffgehalt im Gehirn zu messen, um Gehirnaktivität aufzuzeichen, anstatt invasiver

Gehirnelektroden. Das beruht darauf, dass das Gehirn mehr Sauerstoff verbraucht, je aktiver es ist und das kann beobachtet werden. Die Technologie beruht auf einer Methode, die einem MRT-Scan ähnlich ist und, die einen erhöhten Blutfluss zu Teilen des Gehirns messen kann. Obwohl noch viel Entwicklungsbedarf besteht, ist es aufregend zu sehen, wie Neurowissenschaften mit modernster Technologie verbunden werden. Der Antrieb Verbraucherprodukte zu entwickeln, trägt auch dazu bei, dass sich unser Verständnis dafür, wie das Gehirn funktioniert und, wie es ein elektrisches Signal in eine Aktion verwandelt, verbessert.

Diese Technologie kann auch in unsere Häuser integriert werden, ähnlich wie heute Amazons Alexa verwendet wird. Anstatt online oder mit dem Telefon unser Take-Out zu bestellen, könnten wir ein Headset verwenden und in Gedanken Gerichte von der Speisekarte auswählen. Verbraucher-BCIs könnten Produkte sein, die den heutigen Fitness-Trackern ähneln, die von Millionen getragen und in den Alltag integriert werden. BCIs, in Form von Geräten mit erweiterter Realität, werden in der Zukunft wahrscheinlich von uns Normalverbrauchern für alles von Social Media, Einkaufen oder Interaktion mit alltäglichen Objekten auf der Straße verwendet werden. Obwohl diese Geräte in der Zukunft vermutlich ganz normal sein werden, basieren sie auf neurowissenschaftlichen Prinzipien, die wir seit über einem Jahrhundert untersuchen.

Ein Team in Helsinki, Finnland, hat diese Prinzipien nun neu definiert. Ein KI-Computer, der an EEG-Geräte von 31 Personen angeschlossen war, konnte lernen, was diese Menschen sahen.[10] Dieses KI-Lernen nennen Wissenschaftler *neuroadaptive generative Modellierung* (Wissenschaftler finden es toll, diese beeindruckend langen Namen zu erfinden). Die Teilnehmer betrachteten Gesichter und lächelnde Menschen, alt oder jung, männlich oder weiblich. Im Laufe der Zeit lernte die KI, die Gehirnsignale zu erkennen. Das ist aber noch nicht alles. KI war nicht nur in der Lage, die Signale zu lesen, sondern begann auch, sie zu interpretieren und sich ein eigenes Bild von dem zu machen, was die Menschen sahen. Sie schuf brandneue Bilder von dem, was die Freiwilligen ihrer Meinung nach sahen. Das ist beeindruckend. Wenn wir eine Zukunft schaffen wollen, in der wir in der Lage sind, die Informationen, die in Gehirnsignalen vorhanden sind, zu entschlüsseln, muss das maschinelle Lernen der KI eine entscheidende Rolle spielen. Dieses Experiment zeigt, wie nahe wir daran sind, dieses Ziel zu erreichen, wenn auch nur auf einer grundlegenden Ebene.

KOMMUNIKATION

Wir haben bereits erste Anzeichen dafür, dass die Neurowissenschaften der Kommunikation zu Gute kommen werden, betrachtet. Die Technologien, die auf Neurowissenschaften beruhen, stellen eine einzigartige Chance dar, Menschen zu helfen, unabhängig zu kommunizieren, die sonst möglicherweise nicht dazu in der Lage wären. Heutzutage haben wir Technologien, die es Menschen, die nicht sprechen oder irgendeinen Teil ihres Körpers nicht bewegen können, ermöglicht zu kommunizieren, indem sie langsam Buchstaben oder bestimmte Wörter mit Augenbewegungen auswählen. Auch wenn das eine großartige Sache ist, können wir das besser machen. Mit Blick auf die Zukunft gibt es viel Verbesserungspotenzial.

Wenn die Umwandlung Ihrer Gedanken in eine computergesteuerte Stimme langsam ist, warum übergehen wir nicht einfach die Stimme und kommunizieren direkt mit dem Gehirn der anderen Person? Im Jahr 2019 wurde eine solche Gehirn-zu-Gehirn-Kommunikation von Andrea Stocco an der University of Washington in Seattle realisiert, die zwei Freiwillige Licht mit einer Geschindigkeit von entweder 15 Hz oder 17 Hz beobachten ließ.[11] In früheren Studien hatten die Forscher mit Hilfe von EEG demonstriert, dass das Gehirn unterschiedlich auf die verschiedenen Lichtfrequenzen reagiert. Im dem Experiment wurde das Signal, was enstand wenn die Personen die 15 Hz Frequenz betrachteten, durch ein EEG erkannt und über eine lokale Computerverbindung in ein elektrisches Signal umgewandelt. Diese Nachricht wurde dann an einen anderen Raum gesendet, indem eine dritte Person saß und dieses elektrische Signal empfing. Wenn das Signal 15 Hz darstellt, würde die dritte Person dies als einen einen Lichtblitz wahrnehmen (ja, ihre Gehirnaktivität macht dies möglich), wohingegen es bei 17 Hz kein Licht gäbe. Diese Technik ist noch sehr neu, aber sie zeigt, ist, dass Gehirnwellen in einen anderen Bereiche übertragen und so in eine Nachricht umgewandelt werden können. Derzeit ist diese Art der Kommunikation noch das Äquivalent eines Binärcodes (Einsen und Nullen), was nicht besonders aufregend ist, aber es bedeutet, dass eine stille Kommunikation zwischen Menschen an verschiedenen Orten möglich ist. In diesem Experiment wäre das Sehen eines Lichtblitzes eine 1 und kein Licht eine 0. Alles nur mit dem Verstand. Theoretisch gibt es keine Grenze für die Entfernung, über die solche Signale versendet werden können, was bedeutet, dass diese Technologie für eine globale Kommunikation verwendet werden könnte. Sie könnten in einem langweiligen Meeting mit Ihrem Chef sitzen und gleichzeitig mit Ihrem Freund stillschweigend über Ihre Abendessenpläne sprechen, während Ihr Chef nur Bahnhof verstehen würde, es sei denn er versteht den Binärcode. Sollten Neurowissenschaftler in der Lage sein, die Bedeutung verschiedener Gehirnwellen zu entschlüsseln, sollte es möglich sein, dass ein Virtual-Reality-Headsets verwendet werden kann und wir so wo zum Beispiel das Internet nur mit unseren Gedanken erkunden können. Sie könnten im Internet herumlaufen, während Sie auf Ihrer Couch sitzen. Das ist natürlich eine ferne Zukunft, aber die Wissenschaft zeigt uns, dass es eines Tages möglich sein wird.

Das beschriebene Experiment zeigt, dass es möglich ist, ein grundlegendes Signal an eine Person zu senden. In der Zukunft könnte ähnliche Technologie es erlauben, dass Hunderte von Menschen gleichzeitig miteinander kommunizieren. Unsere Art Unterricht, Geschäftstreffen und andere gesellschaftliche Veranstaltungen abzuhalten, könnte sich durch diese experimentellen Konzepte verändern, obwohl der Weg zu einem Verbraucherprodukt wahrscheinlich noch viel länger ist, als die Laborstudien suggerieren. Menschen müssen lernen, diese neuen Technologien zu akzeptieren, und hochauflösende, nicht-invasive Produkte (d.h. keine Elektroden, sondern Headsets) müssten sicher, zuverlässig und erschwinglich sein, damit eine solche Zukunft Realität wird. Ich hoffe wirklich, dass es das tut.

Sprache

Falls die Technologie mit Hilfe des Verstandes zu kommunizieren nicht genug ist, hat Microsoft eine Technologie entwickelt, die 70 Sprachen in Echtzeit übersetzt und somit persönliche Gespräche ermöglicht. Die Microsoft

Übersetzungs-App ist nur der erste Schritt auf dem Weg zu einem Universalübersetzer, aber sie erlaubt es bereits heute, dass 100 Personen an einer Konversation teilzunehmen (allerdings darf nur eine Person gleichzeitig sprechen). Wenn man bedenkt, dass der Übersetzer mehr als eine Million Wörter für jede Sprache lernt (der Wortschatz einer Person beträgt hingegen nur etwa 20.000 Wörter), ist dies ein großartiger Ausgangspunkt für zukünftige Universalübersetzer. Fortschritt in diesem Bereich würde dazu führen, dass Übersetzungen in unserem eigenen Gehirn stattfinden, ohne, dass ein externes Gerät, dass das Gesprochene übersetzt, erforderlich wäre. Sollte die Gehirn-zu-Gehirn-Kommunikation weiterhin mit der rasenden Geschindigkeit, die vorhergesagt wird, voranschreiten, dann könnten Übersetzungen, die in unseren Gedanken stattfinden, schnell Wikrlichkeit werden. Man könnte dann tatsächlich jemand anderen in seinem Kopf reden hören (das klingt zunächst etwas angsteinflößend). Wenn Sie noch nicht ganz bereit sind, verschiedene Stimmen in Ihrem Gehirn zu haben, dann machen Sie sich keine Sorgen. Die nächste Generation von Übersetzern wird wahrscheinlich in eine Art tragbares Gerät wie eine Brille oder einen Kopfhörer integriert, aber die Aussicht, dass BCI mit Sprachübersetzern gekoppelt werden, ist faszinierend.

Es sollte auch bemerkt werden, dass, auch wenn es großartig ist, mit anderen Menschen zu sprechen, die Kommuniation mit Tieren seit langem ein Traum der Menschheit ist. Ein Unternehmen namens *Zoolingua* glaubt derzeit, dass es innerhalb der nächsten 10 Jahre ein Gerät zur Kommunikation mit Hunden auf den Markt bringen wird. Das Unternehmen glaubt, dass man an Hand von Videoaufnahmen jedes Bellen und andere Geräusche zu einer sinnvollen

Übersetzung entschlüsseln kann. Wenn man bedenkt, dass 70 % aller Tierhalter sagen, dass sie die Kommunikationsformen ihres Haustieres klar verstehen können, werden wir vermutlich ziemlich bald Übersetzungsgeräte für Haustiere sehen. Es gibt allerdings derzeit vieles, dass wir über die Kommunikation zwischen Tieren, und ihre Sprachzentren im Gehirn, nicht wissen. Sprech- und Sprachzentren sind im menschlichen Gehirn hoch entwickelt, und es hat sich bisher gezeigt, dass unserer Wissen über das menschliche Gehirn nur unzuverlässig auf andere Tiere übertragen werden kann.

Da Hunde hauptsächlich durch Körpersprache kommunizieren und damit eine primitivere Form der Kommunikation als Menschen verwenden, hat eine Forschungsgruppe der North Carolina State University ein Hundegeschirr entwickelt, dass mit Hilfe eines montierten Computers und Sensoren, den emotionalen Zustand des Hundes überwacht und entschlüsselt. Obwohl dies für normale Tierhalter vielleicht keinen sonderlich großen Nutzen hat, wäre es die ideale Technologie, um Such- und Rettungs-, Bombenschnüffel- und Servicehunde zu trainieren. Wenn sich Technologie und Wissenschaft so enorm weiterentwickeln, könnten tragbare Geräte, die menschliche und tierische Köpfe verbinden, Wirklichkeit werden. Auch wenn das vielleicht direkte Kommunikation ermöglichen wird, könnte es dazu dienen grundlegende emotionale Reaktionen zu teilen.

Teil II: Gesundheit und Krankheit

Organoide

In der Vergangenheit haben sich Neurowissenschaftler, die lernen wollten, wie verschiedene Gehirnregionen funktionieren und warum sie wichtig sind, darauf verlassen, zu beobachten, was passiert, wenn diese verletzt sind. Diese Hirnverletzungen führen zu Eingeschränkungen der Gehirnfunktion. Oft wurden solche Experimente in Tieren durchgeführt, was ermöglichte, die Effekte einer solchen Beschädigung direkt zu beobachten (das 20. Jahrhundert hatte eine sehr fragwürdige Ethik). Andere experimentelle Techniken beruhten darauf, die Funktionsweise von Gehirnzellen zu untersuchen, während sie Medikamenten, die die Gehirnfunktion erhöhen oder verringern, ausgesetzt sind. Die zukünftige Forschung wird davon abhängen, dass bessere Krankheitsmodelle entwickelt werden. Modelle sind im Wesentlichen experimentelle Techniken, die es erlauben Behandlungen in einem Labor zu testen, bevor sie sich Patienten nähern.

Natürlich gibt es schon heute Modelle in der Forschung, aber was wir wirklich brauchen, sind solche, die den Beginn einer Krankheit wiederspiegeln, da esextrem schwierig ist, dies bei Menschen zu untersuchen. Wenn neurologische Symptome auftreten, ist die Krankheit bereits sehr fortgeschritten, sodass Wissenschaftler nach neuen Wegen suchen, um die frühen Phasen der Krankheit zu modellieren. Durch das Verständnis der *Pathogenese* einer Krankheit (wie sie sich entwickelt) können wir sogenannte Marker für den Beginn einer Krankheit identifizieren und so Krankheiten früher behandeln. Marker können spezifische Proteine sein, die im Körper freigesetzt werden und signalisieren, dass sich die Krankheit entwickelt. Es sind Veränderungen dieser *Biomarker*, die es uns erlauben könnten, neurologische Störungen frühzeitig zu erkennen. Obwohl Wissenschaftler viele Veränderungen im Blut von Patienten gefunden haben (typischerweise wird im Blut nach Biomarkern gesucht), treten diese oft nicht in frühen Stadien der Krankheit auf. Wir müssen also besser verstehen, was in diesen frühen Stadien passiert, damit wir neue Marker finden können.

Durch Fortschritte bei Modellen wie Organoiden, die wir im Folgenden diskutieren werden, werden wir in ein neues Zeitalter eintreten. Eines, in dem wir neue krankheitsspezifische Biomarker identifizieren und so dazu beitragen, dass Krankheiten besser als je zuvor diagnostiziert und behandelt werden können.

Gehirnorganoide werden uns erlauben, Krankheiten besser zu verstehen, und Neurowissenschaftler nutzen sie bereits heute, um mehr über das Gehirn und die Pathogenese von Krankheiten zu erfahren. Gehirnorganoide sind Ansammlungen von Stammzellen, die in einem Labor gezüchtet werden, wo sie sich in verschiedene Zelltypen verwandeln und eine dreidimensionale Art von Mini-Gehirn bilden. Heutige Organoide sind zu simplistisch, um einem menschlichen Gehirn zu ähneln. Ihnen fehlen z. B. Blutgefäße und ein Immunsystem, aber sie haben einige Eigenschaften, die für die Erforschung des Gehirns vorteilhaft sind. Wissenschaftler können beispielsweise untersuchen, wie einzelne Zelltypen miteinander interagieren und so neue Einblicke in Zellsysteme erhalten.[12] Forscher können den Lebenszyklus von Organoidzellen beobachten, um besser zu verstehen, wie Krankheiten entstehen.

Ein Forscherteam der Harvard Medical School (USA) at z. B. ein Organoid entwickelt, das die Alzheimer-Krankheit nachahmt und untersucht, wie das Aβ-Peptid (Amyloid beta), ein wichtiger Teil der Krankheit, produziert wird und sich in Zellen ansammelt. Das Team glaubt, dass diese Art von Organoiden die Entdeckung zukünftiger Biomarker und die Enwicklung neuartiger Tests auch für andere genetische Krankheiten ermöglichen wird.[a]

Organoide können besonders bei der Untersuchung von psychiatrischen Erkrankungen wie Schizophrenie hilfreich sein, wo Ergebnisse aus Experimenten mit Tiermodellen schwer auf den Menschen anzuwenden sind. Bisher sind experimentelle Modelle nicht in der Lage, uns die Details zu geben, die wir brauchen, um Forschungsergebnisse auf menschliche Gehirne zu übertragen, aber wir nähern uns einem menschlichen Gehirnmodell. Organoide sind ein relativ neuer Aspekt der neurowissenschaftlichen Forschung. Es ist aber absehbar, dass in der Zukunft Organoide mit Techniken wie Tissue Engineering und synthetischer Biologie kombiniert werden, sodass dann Nanotechnologie in lebende Zellen eingeführt werden könnte, um diese zu beobachten und zu verändern. Das wäre eine großartige Entwicklungfür diese Technik.

Wissenschaftler könnten diese Kombination von Technologien nutzen, um Zellprozesse zu beobachten und aufzuzeichnen, etwa, wie sich Transportmechanismen entlang der Gehirnzelle entwickeln und fehlschlagen oder, welche zellulären Veränderungen zum Langzeitgedächtnis führen.

---

[a] Mutationen in den Genen *APP* (Englisch: Amyloid Precursor Protein) und *SEN1* (Presenilin 1) wurden speziell untersucht, da sie als Risikofaktoren für die Entwicklung der Alzheimer-Krankheit bekannt sind.[13]

Wenn beispielsweise vom Menschen hergestellte Gerüststrukturen oder bestimmte programmierte Viren verwendet werden könnten, um Neuronen zu helfen, andere zu finden und neue Verbindungen zu bilden, könnte ein verbessertes Organoidsystem verwendet werden, um zu untersuchen, was genau passiert. Zum Beispiel hat eine Studie aus dem Jahr 2020 gezeigt, dass das Herpesvirus Organoidsysteme so verändert, dass sie denen der Alzheimer-Krankheit gleichen, die viele der Merkmale der realen Krankheit beim Menschen aufweisst.[14] Vielleicht bewundern Sie die Herpesbläschen auf Ihrer Lippe beim nächsten Mal ein bisschen mehr.

Diese Studien werden zweifellos dazu führen, dass wir den Verlust von Neuronen bei Schlaganfall, Demenz und Krebs besser eindämmen können. Tatsächlich wird diese Technologie zu einem gewissen Maße bereits heute verwendet. In der Nanomedizin wird heutzutage eine Technik namens DPAC (DNA-programmed assembly of cells, englisch für programmierter Zellzusammenbau) verwendet, um die 3D-Anordnung von Zellen den Wünschen von Wissenschaftlern entsprechend anzupassen. DPAC ist ein umständlicher Begriff, dafür, zu erklären, wie Wissenschaftler die Form von 3D-Zellstrukturen kontrollieren können. Es hat das Potenzial, Tausende von winzigen Organoiden gleichzeitig zu erzeugen, die mit einer Art Klettverschluss aneinander geklebt werden können und so größere "gehirnähnliche" Organoide zu erschaffen.[15] Stellen Sie sich DPAC-Organoide wie Legosteine vor, die zu einem größeren Lego-Gehirn zusammengesetzt werden. Dies wird Wissenschaftlern helfen, dem Ziel, eine ganze Gehirnregion im Labor zu bilden,näher zu kommen. Diese könnten im kommenden Jahrhundert für

Drogenscreening, Lehre und Lernen sowie Teiltransplantationen verwendet werden.

Die Nanomedizin geht noch weiter und beginnt, Gerüste aus Graphen, einem Kohlenstoffmaterial mit der Dicke von nur einem einzigen Atom, zu verwenden. Das kann so geformt werden, dass sich Zellen, die im Labor gezüchtet werden, präziser entwickeln, wie ein kleinerer und spezialisierterer Lego-Block. Zellen, die dreidimensional (und nicht zweidimensional in einer Petrischale) gezüchtet werden, ahmen den echten menschlichen Körper besser nach. Graphengerüste sind besonders interessant, weil sie mit den Zellen in den Körper eingesetzt werden können, um ein normales Zellwachstum zu fördern. Wissenschaftler hoffen, dass sie helfen können, Rückenmark und Gehirnzellen zu reparieren, was heute eine unglaublich komplexe Aufgabe ist. Dies würde dramatische Auswirkungen für Patienten haben, die durch ein Rückenmarkstrauma Teile ihres Körpers nicht mehr spüren oder nicht gehen können, oder für diejenigen, die ein Gehirntrauma erlebt haben, was, auf Grund des damit assoziierten Zelltodes, Sprach-, Bewegungs- und Erinnerungsfähigkeiten beeinflusst. Es könnte einen signifikanten Einfluss auf das Leben vieler Menschen haben, denen die konventionelle Medizin nicht helfen kann.

CRISPR

Ein wichtiges Ziel der medizinischen Forschung ist es, unsere Gesundheitsstandards zu verbessern und uns ein längeres und glücklicheres Leben zu ermöglichen – klingt einfach, ist aber mit einigen Herausforderungen verbunden. Unser Gehirn ist in der Lage, außergewöhnliche Dinge zu tun, aber dadurch können auch mehr Fehler auftreten. Krankheiten, die das Gehirn im Laufe unseres Lebens beeinflussen, werden irgenwann vermutlich vermeidbar oder behandelbar sein, sodass wir mit einer besseren Lebensqualität leben können, die sich fast nicht von der von jemandem mit einem gesunden Gehirn unterscheidet.

Die Neurodegeneration unserer Gehirnzellen, die bei Alzheimer, Parkinson und Huntington auftritt, ist ein Bereich, der dringend neue und innovative Behandlungen benötigt.[b]

Es gibt Hunderte von klinischen Studien zur Neurodegeneration, aber viele dieser Studien, die am Menschen durchgeführt werden, scheitern; wir sehen selten, dass neue Behandlungsmöglichkeiten das Leben von Patienten positiv verändern. Klinische Studien zur Neurodegeneration müssen in der Regel mindestens zwei Jahre lang dauern, um nachweisen zu können, dass sie einen Vorteil bieten. Obwohl wir uns oft eine Wunderheilung erhoffen, bei der offensichtliche Verbesserungen sofort auftreten, werden in Studien oft nur kleinere Verbesserungen der kognitiven Fähigkeiten festgestellt und daher dauert es länger, diese nachzuweisen.

Die Zukunft der medizinischen Behandlungen sieht jedoch vielversprechend aus. Obwohl es mehr als 18 Jahre her ist, seitdem in den USA ein neues Medikament zur Behandlung von Alzheimer zugelassen wurde, sind wir jetzt nahe dran, eine komplett neuartige Generation von Behandlungen für die Anwendung am Patienten zur Marktreife zu bringen. Es hat sich gezeigt, dass ein monoklonaler Antikörper namens *Aducanumab*, der von der Firma *Biogen* produziert wird, das

---

[b] Neurodegeneration ist ein Begriff, der beschreibt, dass Zellen des zentralen Nervensystems (Gehirn und Rückenmark) ihre Funktion und Struktur verlieren und nicht so funktionieren, wie sie sollten.

Fortschreiten der Krankheit verlangsamt[16] und, obwohl seine Wirkungen sehr begrenzt sind, wäre eine Zulassung dieses Antikörpers ein großer Schritt vorwärts auf dem Weg zum Ziel, das Fortschreitens der Krankheit zu verlangsamen - ein ermutigendes Zeichen für die Zukunft. In diesem Sinne werden bald auch andere Therapien verfügbar sein, die das Fortschreiten der Krankheit verlangsamen und damit Betroffenen zusätzliche wertvolle Jahre eines relativ normalen Lebens zu ermöglichen. Kleine Unterschiede im Genmaterial von Patienten mit neurologischen Erkrankungen bedeuten, dass es schwierig ist, bei jedem Patienten den gleichen Effekt zu haben; diese neuartigen Behandlungen zielen daher eher auf Gruppen von Patienten, die spezifische genetische Komponenten der Krankheit aufweisen. Diese können präziser und mit besseren Ergebnissen anvisiert werden (diese Taktik, Menschen in Anpassung an ihr individuelles Krankheitsbild zu behandeln, wird als personalisierte Medizin bezeichnet).[c]

Das Konzept, ein paar Pillen zu nehmen und darauf zu hoffen, dass sich Verbesserungen einstellen, hat wahrscheinlich ausgedient und bei der Entwicklung zukünftiger Behandlungen werden wir zweifellos neue Technologien nutzen, die schon heute vielversprechende Ergebnisse zeigen. Also, wie würde das aussehen?

Im Jahr 2012 zeigten Emmanuelle Charpentier und ihr Forschungsteam, dass ein kleines Stück RNS (kurz für

---

[c] BIIB092 (Gosuranemab) und RO7105705 (Semorinemab) sind IgG4-Anti-Tau-Antikörper, die derzeit Gegenstand einiger der vielversprechendsten klinischen Studien sind. Es gibt Hinweise, dass diese Tau in der Zerebrospinalflüssigkeit um bis zu 96 % reduzieren. Tau ist ein Protein, das in Neuronen vorkommt und Signalwege innerhalb einer Nervenzelle und ihre Plastizität reguliert sowie bei der Regulierung von Genen hilft. Sobald es jedoch in einer Zelle produziert ist, kann es seine Form ändern und Schäden im Neuron verursachen. Wenn Tau-Moleküle verklumpen, können sie zum Absterben von Neuronen führen.

Ribonukleinsäaure, der genetische Bauplan für den Aufbau von Proteinen) so konstruiert werden kann, dass es ein ganz bestimmtes Protein dazu bringen kann, mit einer bestimmten[d] DNS-Sequenz zu interagieren.[17] Dieses Protein ist nicht irgendein altes Protein. Es ist eines, dass die DNS in unseren Zellen durchschneiden kann, sodass sie nicht mehr die Form der allseits bekannten Doppelhelix hat – und stattdessen einige Teile frei herum schweben. Wenn die Zelle bemerkt, dass sich DNS nicht in ihrer üblichen Doppelhelix befindet, werden Reparaturmechanismen ausgelöst. Normalerweise hält dies unsere DNS in gutem Zustand. Diese Art von Reparaturprozessen findet tatsächlich jeden Tag unseres Lebens statt. Wir müssen nicht einmal etwas tun, wir können uns einfach zurücklehnen und entspannen, und unserem Körper den Rest überlassen.

Eine Technik namens CRISPR, (kurz für Clustered Regularly Interspaced Short Palindromic Repeats, englisch für gruppierte kurze palindromische Wiederholung mit regelmäßigen Abständen) nutzt die Tatsache, dass diese Reparaturmechanismen bei weitem nicht perfekt und für Fehler anfällig sind. Manchmal führen sie dazu, dass die Zelle fehlerhafte DNS-Sequenzen produziert, die verhindern, dass dieser Abschnitt oder dieses Gen richtig funktioniert. CRISPR ist ein leistungsfähiges Werkzeug, dass verwendet werden kann, um ein bereits "fehlerhaftes" Gen stoppen oder, um ein Gen, das funktioniert, auszuschalten, um Wissenschaftlern zu ermöglichen die Auswirkungen beobachten zu können. Mit Hilfe von CRISPR können auch neue Gene einführt werden.

---

[d] Das am weitesten verbreitete Protein, Cas9, wurde aus bakteriellen Abwehrkräften gegen Viren und andere Krankheitserreger adaptiert, wobei sie fremde DNS auseinanderschneiden würden, um den Angriff zu stoppen.

Zum Beispiel könnte es in Pflanzen und Tieren verwendet werden, um sie besser an Umweltfaktoren wie Dürre anzupassen oder zu verhindern, dass sich Malaria-tragenden Moskitos fortpflanzen.

Das vielleicht interessanteste Einsatzgebiet von CRISPR sind neurologische Erkrankungen. Dieses Werkzeug ermöglicht es uns den Einfluss von Genen auf neurologische Erkrankungen und, warum diese Krankheiten auftreten, besser zu verstehen. Die vielversprechende Aussicht auf eine Zukunft mit CRISPR lässt Wissenschaftler in Erwartung fröhlich die Hände aneinander reiben. Wenn Sie also jemals bemerken, dass ein Wissenschaftler sich die Hände reibt, wissen Sie jetzt, woran er denkt. Wenn wir besser verstehen, wie genetische Mutationen zu Krankheiten wie Parkinson und Alzheimer führen, könnten wir früher neuartige Behandlungsansätze zur Verfügung haben als bisher angenommen. Zukünftige Therapien könnten darauf abzielen, bereits vorhandene Krankheiten umzukehren oder deren Autftreten zu verhindern, indem sie die Gene reparieren, die zu der Krankheit führen.[e,18] Um dies zu demonstrieren, züchtete das Forschungsteam von Birgitt Schüle in den USA einige Stammzellen und korrigierte DNS-Schäden, die typischerweise bei Patienten mit Parkinson beobachtet werden.[19] Die Idee ist, dass diese intakten Stammzellen dann als eine Art Stammzellersatztherapie wieder in den Patienten implantiert werden.

---

[e] Mehrere genetische Defekte, wie Mukoviszidose, Katarakte und Fanconi-Anämie, könnten mit Hilfe von CRISPR berichtigt werden, aber noch ist dies nicht im experimentellen Stadium. Forschungsteams versuchen auch, CRISPR zu verwenden, um bakterielle und virale Infektionen zu behandeln, in der Hoffnung, eine RNS-Sequenz zu finden, die für eine universelle Therapie genutzt werden kann.

Eine ähnliche Methode hat auch dazu geführt, dass wir optimistischer sind, was die Heilung von Alzheimer angeht. Forscher haben gezeigt, dass Stammzellen so umprogrammiert werden können, dass sie resistent gegen die Krankheit und den altersbedingten kognitiven Verfall werden.[20] Diese neue Art der Gentherapie ist auch auf andere Erkrankungen anwendbar. Ein Forscherteam in den USA hat Stammzellen, die Genmutationen, die an Mukoviszidose beteiligt sind,[21] tragen, mit Hilfe von CRISPR berichtigt. Ebenfalls haben Wissenschaftler im Rahmen einer internationalen Forschungsarbeit zwischen zwei Gruppen in den USA und Deutschland gezeigt, dass Gene verändert werden können, um eine bestimmte Art von Anämie zu behandeln.[22]

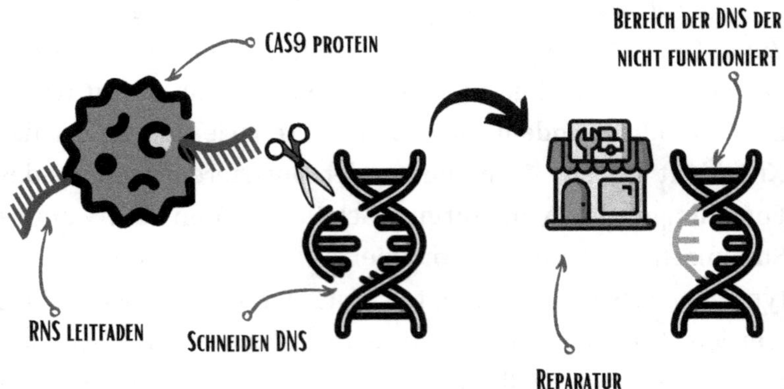

CRISPR ist ein sogenanntes Gen-Editing-Tool. Durch das Einbringen von Schnitten an spezifischen Stellen in der DNS können die Reparaturmechanismen der Zelle dazu führen, dass ein Gen nicht mehr funktioniert.

Noch in diesem Jahrhundert wird diese Technik vermutlich routinemäßig verwendet werden, um genetische

Codes derjenigen, die am stärksten gefährdet sind, neurodegenerative Erkrankungen zu entwickeln, zu verändern.[23] Natürlich sind die ethischen Implikationen enorm und müssen sorgfältig abgewogen werden, aber die wissenschaftlichen Möglichkeiten sind erstaunlich.

Die Aussichten für die Zukunft von CRISPR sind aufregend, und tatsächlich sind bereits klinische Studien im Gange, um Immunzellen von Krebspatienten außerhalb des Körpers zu verändern und sie zur Bekämpfung von Krebs zu programmieren.[f,24] Ein Grund dafür, weshalb wir CRISPR in der Zukunft verwenden werden, sind die niedrigen Kosten und die relative Einfachheit dieser Technik. Das stellt sicher, dass viele Forschungsgruppen, und nicht nur die in gut finanzierten Labors, die Technik zur Behandlung anderer Krankheiten entwickeln können. Je größer die Zahl von Forschungsgruppen ist, die vorhandene Daten replizieren, desto schneller werden wir CRISPR für zukünftige Behandlungen eingesetzen können. Wenn man bedenkt, dass nur fünf Jahre nach der Einführung von CRISPR Wissenschaftler behaupteten, es zur Entfernung von Herzfehlern in einem Embryo verwendet zu haben,[g,25] könnte

---

[f] CRISPR wird verwendet, um T-Zellen (Immunzellen, die infizierte Zellen abtöten und B-Zellen zur Herstellung von Antikörpern anregen) von Patienten so zu manipulieren, dass sie einen neuen Rezeptor produzieren, der Krebszellen erkennt. Die manipulierten Immunzellen werden dann in die Blutbahn der Patienten eingeführt, und wir sehen hohe Erfolgsraten. Darüber hinaus haben Tierstudien, in denen Wissenschaftler das Gen entfernen, das die Aktivität von T-Zellen unterdrückt, gezeigt, dass dies zu erhöhten T-Zellzahlen und verminderter Tumorgröße führt. Ziel des Forschungsteams ist es, diese Intervention frühzeitig bei Krebs zu nutzen, um hohe T-Zell-Spiegel bei Patienten aufrechtzuerhalten.

[g] Obwohl diese Daten in einem internationalen Projekt generiert worden sind, bezweifeln einige Wissenschaftler ihre Glaubwürdigkeit und sagen, dass die schlechte DNS nicht korrigiert, sondern vollständig entfernt wurde.[26]

hier die Zukunft für die Behandlung neurologischer Erkrankungen liegen.

Die Verwendung von CRISPR wird zweifellos in der Zukunft der Neurowissenschaften wichtig sein, aber es gibt einige bisher ungelöste Probleme, die ihren potenziellen Einsatz einschränken und, die Wissenschaftler heute zu lösen versuchen. Die neuartige Technologie bringt neue Herausforderungen mit sich, und die Präzision der Reparaturmechanismen ist nicht so gut, wie Wissenschaftler es gerne hätten. Die besten Ergebnisse zeigten einen Wirkungsgrad von etwa 80 %, was bedeutet, dass es in 20 % der Zeit nicht wie beabsichtigt funktionierte. Das ist für die Anwendung beim Menschen nicht akzeptabel. Aber mit der Entwicklung der Technologie wird auch die Spezifität und Effizienz weiterentwickelt. Eine Gruppe von Wissenschaftlern hat im Jahr 2018 eine neue Ära in der CRISPR Forschung eingeleitet. Sie hat Tausende von DNS-Stücken und Milliarden von möglichen Kombinationen analysiert und so eine Methode entwickelt, die genau vorhersagen kann, welche Sequenzen verwendet werden müssen, um die Effizienz zu verssern, weniger Fehler auftreten und so die Zuverlässigkeit besser ist.[27] Zukunft, wir kommen!

Eine weitere Herausforderung besteht darin, dass das Protein, das die DNS schneidet, relativ groß ist und es daher nicht so leicht in den Zellkern (wo die Veränderungen vorgenommen werden) gelangt. Normalerweise verwenden wir Viren, um Dinge in den Zellkern zu bekommen (spezifische Viren, die hier absolut sicher sind), da Viren genau dafür, Dinge in den Zellkern einzubringen, entwickelt wurden. Das Problem ist, dass die Viren nicht unendlich groß sind, und so die Länge und Zahl von Genen, die gleichtzeitig bearbeitet werden können, begrenzt ist. Daher versuchen

Wissenschaftler diese Lieferungen zu verbessern. Zum Glück hat es nicht allzu lang gedauert, dieses Problem zu lösen. Ein Forschungsteam zeigte kürzlich, wie mehrere Gene (bis zu 25) gleichzeitig bearbeitet werden können.[28] Obwohl mehr als 25 Gene, möglicherweise Hunderte, bearbeitet werden müssen, um eine neurologische Krankheit zu behandeln, zeigt dies, dass Wissenschaftler in die richtige Richtung gehen und die Herausforderungen mit Optimismus und Kreativität angehen. Es deutet stark darauf hin, dass in der Zukunft noch mehr Gene mit größerer Effizienz gezielt verändert werden können, und wir werden eine neue Generation von Therapien sehen werden, die auf solchen Gen-Editing-Techniken beruhen.

Star Trek

Wie könen wir uns eine Zukunft vorstellen, in der wir Krankheiten in einem Labor besser modellieren und neue bildgebende Verfahren verwenden? Könnten diese Technologie im Kleinformat produziert und von Patienten genutzt werden, ohne, dass Krankenhausbesuche erforderlich sind? Wird es eine Zukunft geben, in der wir Handscanner verwenden, die denen der berühmten Fernsehsendung *Star Trek ähneln?* Nun, die kurze Antwort ist ja.

Im Jahr 2012 sponserte die Firma *Qualcomm* einen Multimillionen „schweren" X-Preis, um den Star Trek Tricorder Wirklichkeit zu machen. In der beliebten Science-Fiction Fernsehsendung wurde dieser Tricorder verwendet, um die DNS außerirdischer Lebensformen zu scannen, eine Vielzahl von Krankheiten und Verletzungen zu diagnostizieren und sogar Elemente in der Atmosphäre zu analysieren. Dank dieses Preisgeldes hat die Firma *Basil Leaf*

Technologies seinen KI-gesteuerten DXTER Prototyp entwickelt.[29] Obwohl er viel größer ist als der Tricorder in der Fernsehsendung ist, der auf ein Tablet oder Smartphone passt, hat der Prototyp viele seiner Fähigkeiten. Unter anderem ist er mit einem digitalen Stethoskop, Handgelenk- und Brustsensoren, Blutdruck- und Blutzuckermessgeräten ausgestattet. Er kann den Benutzer sogar anleiten, bei Bedarf eine Urinprobe für Labortests zur Verfügung zu stellen. Am beeindruckendsten ist jedoch, dass, genau wie beim Star Trek-Scanner, alle Tests nicht-invasiv sind.

Obwohl die einzelnen Tests in jedem Krankenhaus leicht verfügbar sind, könnten solche Alles-In-Einem Scanner in der Zukunft der medizinische Versorgung Standard werden. Die Möglichkeit, alle diese Tests in einem Gerät zur Verfügung zu haben, würde helfen, Krankehiten schneller zu diagnostizieren und zu behandeln, insbesondere in ländlichen Gebieten, die weit weg von Krankenhäusern liegen. Innerhalb der nächsten Jahrzehnte könnte KI für automatisierte Reaktionen eingesetzt werden und virtuelle Realität Krankheitsbesuche von zu Hause aus ermöglichen. Viele Labortests könnten mit Hilfe von Scannern, die Jederman zu Hause hat, durchgeführt und die Ergebnisse dann bei Bedarf an den Arzt gesendet werden, der dann weitere Tests und Beobachtungen in einem Krankenhaus anorden kann. Der heutige Scanner hat das Potenzial, Infektionen, Diabetes, Herzprobleme, Atemprobleme und Bluthochdruck zu erkennen, und er kann sogar einen speziellen nicht-invasiven Bluttest durchführen (ja, das bedeutet, dass keine Blutabnahme erforderlich ist). In Zukunft könnten diese Messungen auf eine Untersuchung der Gesundheit des Gehirns erweitert werden, indem neuartige Biomarker für neurologische Erkrankungen durch Forschung gefunden und dann in das Gerät intergiert werden.

Ein solcher Scanner wäre nicht als Ersatz für einen qualifizierten Arzt in einem Krankenhaus gedacht, sondern könnte aber bei der Früherkennung von Krankheiten und bei klinischen Langzeitstudien helfen, denn er würde Patienten und Studienteilnehmern häufige Besuche in Studienzentren ersparen. In Verbindung mit anderen Fortschritten in der neurowissenschaftlichen Forschung, wie der z. B. verbesserter Bildgebung, könnten solche Geräte die Art und Weise, wie wir in der Zukunft Gesundheitsvors-orgeuntersuchungen durchführen, drastisch verändern.

Teil III: Verstärkung

In die Matrix

Wenn in den Neurowissenschaften Forscher zunehmend mit Technologieunternehmen, die Vorreiter in ihrer Branche sind, zusammen gearbeitet wird, warum dann bei Virtual-Reality-Headsets und Star Trek-Scannern aufhören? Könnten wir unser Wissen über das Gehirn jemals dazu nutzen, uns selbst zu verbessern? Wir könnten uns nicht nur übermenschliche Kräfte verleihen, sondern auch Menschen helfen, die irreversible Schäden erlitten haben und deshalb kein normales Leben führen können.

Der Großteil dieses Kapitels bisher hat sich darauf konzentriert, wie Neurowissenschaften unsere Gesundheit verbessern, unsere Lebensdauer verlängern oder Menschen mit lebensverändernden Problemen helfen können. In diesem Abschnitt geht es darum, wie unser Verständnis unseres Gehirns nutzen können, übernatürliche Fähigkeiten zu erhalten. Wenn in diese Richtung denkt, kommt einem der Film *The Matrix* in den Sinn. Für diejenigen unter Ihnen, die ihn nicht gesehen haben, möchte ich ihn kurz zusammenfassen. Der Film handelt von einem gewissen Neo, der erkennt, dass er in einer digitalen Welt, der Matrix, lebt und "aufgeweckt" werden muss, um in die Realität zurückzukehren. Ein Teil des Filmes findet in einer Art Übungsmatrix statt, in der sein Gehirn alles lernenkann, was er will, zum Beispiel Kung Fu oder, wie man Waffen benutzt. Dies geschieht innerhalb von Sekunden, und sein Gehirn hat jetzt das "Muskelgedächtnis", um diese Fähigkeiten innerhalb der Matrix zu nutzen. Ist es tatsächlich möglich, dem Gehirn etwas beizubringen und Erinnerungen zu formen, ohne, dass man die schmerzhafte Lernphasedurchlaufen muss? In gewisser Weise, ja.

In einer der bisher beeindruckendsten Studien in diesem Buch, und einer, die, zumindest in meiner Vorstellung, irgendwo in einer gotischen Burg bei Sturmgewitter durchgeführt wurde, konnte eine Ratte ihre Erfahrung, durch ein Labyrinth zu gehen, auf eine andere Ratte übertragen und ihr so die Mühe ersparen, es selbst lernen zu müssen.[30] Um die Anonymität der Ratten zu bewahren, wurden ihre Namen im Folgenden geändert.

Eine Ratte (Pinky) musste eine Aufgabe ausführen, bei der sie an Hebeln ziehen, ein Labyrinth durchqueren und mit Dingen auf dem Weg interagieren musste. Während Pinky dies tat, wurden Pinky's Gehirnsignale an eine anderen Ratte (names Gehirn) übertragen, die irgendwo anders ganz gemütlich entspannte und keine Ahnung davon hatte, welchen Trainingsparcours Pinky durchlief. Wissenschaftler fanden heraus, dass die Ratte namens Gehirn alles viel schneller absolvierte, vor allem das Labyrinth. Gehirn brauchte immer noch ein paar Versuche, aber bei weitem nicht so viele wie Pinky bei seinem ersten Lauf. Es wird nicht lange dauern, bis Pinky und Gehirn zusammenarbeiten, um die Welt zu übernehmen.

Dies deutet darauf hin, dass Informationen in verschiedenen Gehirnen zumindest ansatzweise auf die gleiche Weise kodiert werden und, dass das Gehirn lernt, auf Dinge zu reagieren, auch wenn wir sie nur scheinbar erleben. Durch diese Studie haben wir auch viel darüber gelernt, wie sehr das Gehirn auf Anfassen und Sehen angewiesen ist, um Informationen zu verarbeiten. Stellen sie sich das so vor, als ob Ihr Freund Ihnen die Antworten zu einem Test gibt, den Sie im Begriff sind zu machen. Die Antworten sind nicht perfekt für Sie geschrieben, aber sie können Ihnen als Gedächtnisstütze dienen. Dies bringt Sie in Schwung und verringert die Zeit, die Sie benötigen, um Ihre Antworten zu formulieren. Warum wir nicht alle Informationen von Pinky an Gehirn übertragen können, oder warum in unserem Szenario das Antwortblatt unvollständig ist, wissen wir nicht. Dennoch hat diese Methode großes Potenzial. In Zukunft könnte es möglich sein, unser Gehirn Anweisungen für etwas, das wir gerne lernen möchten, auszusetzen und es so schneller zu lernen. Wir könnten dies sogar dann tun, wenn unser Gehirn nicht brauchen, z. B. während wir Schlafen, wenn unser Gehirn sowieso damit beschäftigt ist, Erinnerungen und neue Informationen, denen wir während des Tages ausgesetzt waren, zu organisieren. Das ist nicht wirklich eine radikale Idee. Unser Gehirn kann von Aktivitäten profitieren, die wir nie wirklich ausgeführt haben. Es wurde bereits gezeigt, dass Visualisierungstechniken, wie positives Denken und Situationen im Kopf durchzugehen, einen großen Einfluss auf das Leistungsvermögen von Leistungsportlern haben.[31] Eine Studie zeigte, dass während der Visualisierung sogar die Gehirnsignale an die Muskeln zunehmen, ohne, dass diese tatsächlich bewegt werden, was zu einer verbesserten Muskelkraft in Fingern und Ellenbogen führt.[32] Fortschritte in der Forschung auf diesem Gebiet würde zweifellos die Art und Weise, wie wir lernen, verändern.

In der Zunkunft könnte die Vorstellung, in einem Gehirnfähigkeitenladen einen USB-Stick zu kaufen, um Mandarin oder Spanisch zu lernen, diesen dann in ein Headset einzustecken und so, während wir irgendwo am Strand entspannen, die Sprache lernen, Realität sein. Auf diese Weise werden wir die Sprache vielleicht nicht vollständig lernen, aber wenn wir versuchen, sie zu sprechen, würde sie uns vertrauter erscheinen, und mit etwas Übung würden diese vertrauten Erinnerungen zu Langzeiterinnerungen an die Sprache werden. So würde die Massenkonsumierung von Fernsehserien eine neue Bedeutung bekommen.

Prosthetik

Wissenschaftler versuchen heute, Geräte zu entwickeln, die in unser Gehirn implantiert werden können und die Gehirnfunktion nach einer Beschädigung wiederherstellen. Das sogenannte *Hippocampus Rebuild Project*, an dem zwei Forschungsteams in den USA beteiligt sind, hat diesen Ansatz vorangebracht.[33] Sie waren in der Lage, die Gedächtnismuster einer Person zu verwenden, um die Gedächtniskodierung und -erinnerung dieser Person zu verstärken, ähnlich wie ein Backup-Sänger für den Superstar. Beide singen das gleiche Lied, aber durch den Backup-Sänger wird der Gesang kraftvoller und das sorgt dafür, dass das Gehirn die Informationen in nachhaltige und robuste Erinnerungen kodiert, an die man sich leicht erinnern kann.

In der oben genannten Studie wurden Epilepsiepatienten Elektroden in ihren Hippocampus eingesetzt, um das episodische Gedächtnis, das, mit Hilfe dessen man sich an nützliche Informationen erinnert, zu untersuchen. Die Teilnehmer erfüllten Gedächtnisaufgaben, während der die elektrischen Aktivitäatsmuster des Gehirns aufgezeichnet wurden. Diese wurden analysiert und abgespielt (sie begannen, "zu singen"), wenn die Aufgabe wiederholt wurde. Es gab eine sofortige Verbesserung, wobei sich die Teilnehmer nun an 37 % mehr erinnern konnten. Dies ist eine fantastische Leistung und ein vielversprechendes Zeichen dafür, dass wir beginnen besser zu vestehen, wie Erinnerungen entstehen und wie wir in Zukunft Störungen erfolgreich behandeln können. Die Behandlung von Gedächtnisverlust durch Demenz, Schlaganfall und Hirnverletzungen wird auch von dieser Art Studien profitieren.

Es liegt jedoch noch ein langer Weg vor uns. Derzeit kann diese Technik nur zur Verbessung unseres Gedächtnisses, und nicht für die Schaffung neuer Erinnerungen verwendet werden. Davon sind wir noch viele Jahre entfernt. Dennoch sind die möglichen Auswirkungen aufregend. Irgendwann können wir vielleicht neue Erinnerungen, entweder fiktive oder reale, schaffen um so Geschichten und Filme zum Leben zu erwecken oder Erinnerungen, die auf Grund von Krankheit oder Neurodegeneration verloren gehen, wiederherzustellen.

Derzeit wird daran gearbeitet, eine Augenprothese aus dem gleichen Material, das auch in Solarzellen verwendet wird, zu bauen. Wenn Licht auf unsere Augen trifft, stimuliert es die Netzhaut im hinteren Teil unseres Auges. Dieser Bereich ist mit Millionen von lichtempfindlichen Zellen beschichtet, die das Licht in ein Signal umwandeln, das entlang des Sehnervs in das Gehirn wandert. Die Idee dieser Forschung ist, winzige Nanodrähte aus Perowskit, dem leitfähigen und lichtempfindlichen Material aus Solarzellen, zu erzeugen, die die Zellen in der Netzhaut nachahmen. Wirklich spannend ist, dass die Dichte der prothetischen Netzhautzellen unglaublich hoch ist (sogar höher als im menschlichen Auge), weil Perowskitdrähte so klein sind. Die künstliche Netzhaut befindet sich zwar noch in der Weiterentwicklung, aber es kann nicht lange dauern, bis Prosthesen wie diese verfügbar sind.

Letzter Gedanke

Obwohl diese Dinge heute noch seltsam oder lächerlich klingen mögen, ist das Potenzial der Neurowissenschaften, unsere Zukunft zu verändern, real. Stellen Sie sich ein synthetisches Material vor, das nur wenige Nanometer groß und in der Lage ist, die Freisetzung von Gehirnchemikalien zu stimulieren. Ein solches Material könnte so programmiert werden, dass es nur in bestimmten Neuronen in bestimmten Bereichen des Gehirns funktioniert, weil es Teile eines Neurons identifizieren kann und wir es in den Bereich des Gehirns injizieren, den wir beeinflussen wollen. So könnten wir z. B. die Neurogenese (Wachstum neuer Neuronen) im Hippocampus fördern. Wenn wir stattdessen Neuronen könnte im Rückenmark oder Motoneuronen zum Wachsum anregen, könnten wir Menschen ermöglichen sich wieder frei bewegen zu können, oder, im Fall von Neuronen im visuellen Cortex, könnten wir bestimmte Arten von Blindheit heilen.

Natürlich sind die ethischen Implikationen sind für all diese Verbesserungen enorm. Eine solche Zukunft könnte der Beginn einer neuen Ära in der Geschichte der Menscheit sein. Doch wir müssen bedenken, dass nur weil wir unsere DNS verändern *können*, um unsere Gesundheit oder unseren Geist zu verbessern, bedeutet das nicht, dass wir dies auch tun *sollten*. Denken Sie z. B. an einem Embryo, einen kleinen glitschigen Ball aus Zellen, der einfach nur herumschwebt und sich langsam zu einer Person entwickelt. Wir *könnten* alle möglichen genetischen Krankheiten in seinem Genmaterial verhindern, bevor sie sich entwickeln, aber *sollten* wir das tun, ohne, dass die Person zustimmen kann? Frühzeitige Behandlung von lebensverändernden Problemen ist sinnvoll, aber das unermüdliche Streben nach einem besseren wissenschaftlichen Verständnis wird die Fähigkeit mit sich bringen, auch andere Aspekte einer Person zu verändern. Fast wie Menü, in dem Sie auswählen können, wie Ihr Kind aussehen soll, wie es sich entwickelt oder welche Persönlichkeit es hat.

Wenn die Wissenschaft Gene verändern kann, um Krankheiten vorzubeugen, könnte sie dann auch Gene verändern, die die Persönlichkeit bestimmen? Wenn Sie die Wahl hätten, würden Sie bevorzugen, als besserer Athlet oder mit einem besseren Gedächtnis geboren zu werden oder eine entschlossenere Person zu sein?

Wenn solche Wahlmöglichkeiten verfügbar wären, wie können wir dann das Prinzip der Zustimmung integrieren? Es wird niemals möglich sein, ein ungeborenes Baby um Erlaubnis zu bitten. Was wäre, wenn es nicht gewollt hätte, verändert zu werden, auch, wenn es für den Rest der Familie subjektiv besserist?

Wenn wir mit Hilfe der Forschritte in der Technologie in der Lage sind, besser zu verstehen, wie das Gehirn auf verschiedene Situationen reagiert, würde das verändern, wie wir lernen? Wären Schulen und Universitäten anders? Möchten Sie wirklich, dass Ihre Gehirnaktivität überwacht wird, um Ihr Aufmerksamkeitsniveau mit dem Ihrer Klassenkameraden zu vergleichen? Wie sicher wären Ihre Gedanken, wenn diese Art der Überwachung Routine wird? Könnte jemand die Aktivität Ihres Gehirns absichtlich verändern?

Die Zukunft der Neurowissenschaften verspricht ein besseres Leben mit weniger Krankheiten und einem Gefühl, unseren Geist zu einem gewissen Maß kontrollieren zu können. Wir sollten das Unbekannte nicht fürchten, aber wir müssen respektieren, dass es Fragen mit sich bringt, die unser Gewissen auf den Prüfstand stellen.

Sie müssen überlegen, wie Sie zu diesen Fragen stehen, bevor wir in diese Zukunft treten können.

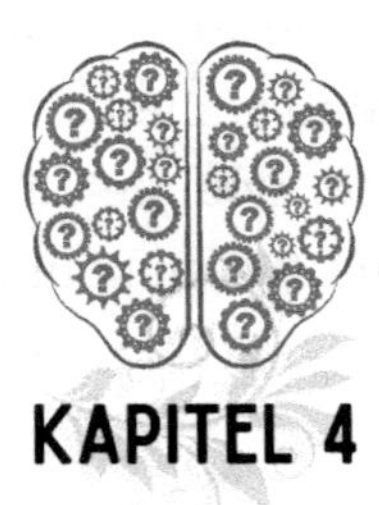

KAPITEL 4

AB IN DEN KANINCHENBAU DER WISSENSCHAFTEN

EINLEITUNG

Da Sie nun all dieses Expertenwissen über das Gehirn haben, was machen Sie damit? Wenn eine der Ideen, die wir diskutiert haben, Sie besonders interessiert oder neugierig gemacht hat, werden Sie in diesem Kapitel lernen, was Sie damit machen können. In diesem Kapitel untersuchen wir, wie die Wissenschaft in allen Bereichen unseres Alltags Anwendung findet und wie einfach es sein kann, ein Teil davon zu sein. Wir werden besprechen, wie Sie Ihrer inneren Neugier nachgehen und wissenschaftliche Fragen beantworten können, unabhängig davon, wie technisch begabt Sie sind.

In diesem Kapitel wird beschrieben, wie ein wissenschaftlicher Hintergrund Ihnen eine Welt eröffnet, die selbst erfahrene Wissenschaftler überraschen kann. Das Kapitel soll Sie dazu anregen, Neues zu entdecken, falls Sie dieses Buch genossen haben oder sich vielleicht gerade zu einem Wissenschaftler weiterbilden. Dieses Kapitel wird für jeden etwas zu bieten haben, da wir auch diskutieren, wie einzigartige Talente und Fähigkeiten in verschiedenen Aspekten der Wissenschaft nützlich sind. Egal, ob dies das erste Wissenschaftsbuch ist, das Sie jemals gelesen haben, oder, ob es Buch Nummer 257 eines enormen Stapels ist, ich möchte Ihnen erzählen, wie Sie Ihre Neugier und Leidenschaft für die Wissenschaft auf kreative und ungewöhnliche Weise nutzen und entwickeln können.

Es mag weniger neurowissenschaftlich sein, als der Rest des Buches, aber jetzt, da Sie ein gutes Verständnis davon haben, was das Gehirn tut und wie wir Wissenschaftler es studieren, möchte ich erläutern, was wir Wissenschaftler sonst noch tun. Es gibt eine ganz andere Seite der Wissenschaft. Sicher, es gibt Sonderlinge in Laborkitteln, die Experimente durchführen, um das nächste Monster für einen Frankenstein-Roman zu kreieren, aber was passiert, wenn das Monster erschaffen wurde? Wie wird dieses Monster in den Alltag integriert, oder anders ausgedrückt, welche wissenschaftlichen Berufe gibt es, die der Gesellschaft helfen, bezüglich wissenschaftlicher Fortschritte auf demLaufen zu bleiben? Mit einer wissenschaftlichen Ausbildung kann man so einiges machen; von klinischen Studien über die Patentierung neuer revolutionärer Produkte bis hin zum Verkauf dieser an Menschen, die sie brauchen oder, Wissenschaft im Fernsehen zu diskutieren. Klingt faszinierend? Großartig! Wir sind im Begriff sind zu untersuchen, was genau das alles bedeutet und wie Sie mit Hilfe Ihres Wissens über die Wissenschaft Ihrem Leben zusätzliche Würze verleihen können.

Ich bin kein Wissenschaftler, aber ich möchte mehr erfahren

In diesem Abschnitt werden wir ein wenig darüber sprechen, wie Sie auf Ihr neues Wissen über das Gehirn aufbauen können und, wie Sie mehr lernen können, um tiefer in das Kaninchenloch der aufregenden wissenschaftlichen Dinge einzutreten. Sie brauchen keinen wissenschaftlichen Hintergrund, um mehr zu lernen - es gibt jede Menge anderer Möglichkeiten. Der Trick besteht darin, herauszufinden, was Sie am meisten interessiert. Dies wird nicht für alle Leser gleich sein - es ist Ihr persönliches Interesse. Vielleicht sind es seltene Gehirnerkrankungen, die Geschichte der Neurowissenschaften oder vielleicht die Zukunft? Selbst wenn Sie an einem Wochenende nur 10 Minuten Zeit haben, kann das ausreichen, um eine faszinierende Geschichte zu finden, die Sie umhaut.

Keine Sorge! Sie müssen nicht plötzlich der größte Wissenschaftler der Welt sein wollen, alles andere fallen lassen und ein Labor in Ihrem Keller mit dem Schild "*Frische Gehirne gesucht*" eröffnen. Stattdessen können Sie in eine Welt kostenloser Ressourcen eintauchen, die Ihnen jederzeit zur Verfügung stehen, um mehr über ein Thema zu erfahren, das Sie besonders interessant finden.

Zum Beispiel gibt es viele faszinierende populärwissenschaftliche Bücher, wie dieses, die Sie lesen können. Die Mitarbeiter jeder guten Buchhandlung werden sich freuen, Ihnen zu helfen, neue Bücher über Ihre neue Leidenschaft zu entdecken, und dann gibt es auch die Bibliotheken. Kostenlose Ressourcen und eifrige Mitarbeiter werden Ihnen helfen, aktuellen Bücher zu finden. Auf meiner Webseite finden Sie eine Seite mit Empfehlungen für neue interessante Bücher in diesem Bereich und ältere Bücher in Bereichen wie Neurowissenschaften, Selbsthilfe und Positivität sowie Frauen in MINT. Natürlich kann auch jede Buchhandlung helfen. Die Bestseller auf Amazon werden in der Regel dem Hype gerecht und die Rezensionen von Leuten wie Ihnen können Ihnen helfen, ein beliebtes Buch zu identifizieren.

Wenn Sie nicht mehr Bücher kaufen möchten, können Sie in Ihrer Freizeit Podcasts hören. Diese werden aufgrund ihrer thematischen Vielfältigkeit und Benutzerfreundlichkeit immer beliebter. Ich finde sie nützlich, weil ich ihnen zuhören kann, wenn ich unterwegs auf dem Weg zur Arbeit bin, wenn ich in einen Laden gehe oder Sport mache. Das Beste ist, dass Sie Millionen von Podcasts zur Auswahl haben und so sicher einen finden können, der Ihren Interessen und Ihrem wissenschaftlichen Hintergrund entspricht. Es gibt wirklich etwas für jeden! Das ist besonders toll, wenn Sie sich für einen Bereich der Wissenschaft interessieren, dem kein ganzes Buch gewidmet ist. Glauben Sie mir, es gibt einige seltsame und verrückte Podcasts im Netz. Versuchen Sie es aus! Ich bin mir sicher, Sie werden nicht enttäuscht sein. Im Allgemeinen reichen sie von grundlegenden Gesprächen über interessante Dinge, die das Gehirn tut, bis hin zu ernsthaften und professionellen Interviews mit bekannten Wissenschaftlern.

Zusätzlich, und das mag wie ein seltsamer Vorschlag klingen, gibt es YouTube-Videos, die eine Goldmine für Wissen sind. Einige Videos sind sicherlich eher mit Voodoo und Hexerei als mit Wissenschaft zu vergleichen, aber viele Urheber produzieren außergewöhnliche Videos mit vereinfachten Erklärungen, die für jeden hilfreich sind, unabhängig von seinem Fachwissen. Einige demonstrieren mit modernen Simulationen und Videos, was im menschlichen Körper passiert, wie das Gehirn funktioniert, wie Drogen wirken oder wie ein Virus versucht, uns zu töten. Diese Simulationsvideos bieten einen Blickwinkel, den wir in der Realität nie erreichen könnten. Versuchen Sie es aus und suchen sie nach dem "*Innenleben der Zelle*". Seien Sie bereit dafür, erstaunt zu sein.

Es tauchen heute auch immer mehr Webseiten auf, die einzig und allein dafür erstellt werden, aktuelle Forschung auf einfache Weise zu erklären. Es ist großartig! Sie können hier einige der faszinierendsten Studien, die kürzlich veröffentlicht wurden, finden und die Studien werden Schritt für Schritt erklärt. Diese Webseiten sind großartige Ressourcen, wenn Sie etwas Freizeit haben und keine Lust haben, selbst komplexe wissenschaftliche Artikel zu lesen. Sie nehmen also den kleinen Finger der Wissenschaft und erkunden diesen zentimetergenau, bevor Sie nach der ganzen Hand reichen. Versuchen Sie es z. B. mit '*neurosciencenews.com*'.

Kostenlose Online-Kurse sind meiner Meinung nach eine der besten Möglichkeiten, um akademische Interessen, die Sie haben, zu verfolgen. Im Internet gibt es Tausende von Kursen, von denen Sie auswählen können, was bedeutet, dass Sie bestimmt ein Thema finden können, das perfekt für Sie ist. Formale Kurse, die an Hochschulen und Universitäten angeboten werden, sind oft sehr strukturierte, aber unflexible Programme, die unweigerlich Komponenten enthalten, die Ihnen weniger Spaß machen oder, die für Ihre persönliche Berufswahl nicht nützlich oder irrelevant sind.

Das ist das Gute an Online-Kursen. Natürlich können sie generalisierte Einführungen sein, die darauf abzielen, ein Thema allgemein vorzustellen und es Ihnen so zu ermöglichen, sich zu entscheiden, ob Sie es interessant und sinnvoll finden. Solche Online-Kurse können aber auch sehr spezifisch sein und Sie können alles von Codieren bis Kochen finden. Das ist großartig, wenn Sie von etwas gehört haben und darüber ein wenig mehr wissen möchten, oder, wenn Sie sich mehr mit einem Fachbereich beschäftigen möchten, den Ihr Kind lernt, damit Sie es ermutigen können, weiter zu machen, indem Sie Ihre Erfahrungen teilen.

Online-Kurse sind auch für Menschen ideal, die keine normalen Arbeitszeiten haben oder durch Arbeits- oder Familienverpflichtungen anderwaltig eingeschränkt sind. Kostenlose Kurse reichen von ein paar Wochen bis zu vielen Monaten und sind oft vollständig zertifiziert und werden von Arbeitgebern anerkannt. Laut einer Umfrage auf der Webseite von Coursera, einem der bekanntesten Anbietern von Online-Lernen, sehen 87 % der Menschen, die an einem Online-Kurs zur beruflichen Weiterentwicklung teilgenommen haben, Vorteile wie z. B. eine Gehaltserhöhung oder Beförderung in ihrem aktuellen Job.

Obwohl es Tausende kostenlose Kurse gibt, werden diejenigen, die zu Abschlüssen führen, etwas Geld kosten. Je nach Kurs kann das sogar ziemlich viel (aufwärts von Tausend Euro) Geld sein, aber das ist trotzdem viel billiger als traditionelle Universitätskurse. Das Preis-Leistungs-Verhältnis von solchen Kursen ist oft unschlagbar. Sie sind eine günstigere Alternative, nicht nur wegen der Qualität, sondern auch, weil sie von privaten Unternehmern, Wohltätigkeitsorganisationen und Werbung subventioniert werden, um die Kosten niedrig zu halten.

Wo finden Sie diese Kurse? *Khan Academy* ist einer der führenden Anbieter, der eine breite Palette von Kursen für Kinder und Erwachsene anbietet. Sie reichen von Computer-Programmierung bis hin zu Wissenschaft, und es gibt sogar Kurse in wichtigen Lebenskompetenzen, wie z. B. die

Verwaltung persönlicher Finanzen, die oft nirgendwo anders gelehrt werden.

Coursera ist eine weitere sehr beliebte Platform und bietet über 5.000 Kurse an. Kurse werden in Zusammenarbeit mit Universitäten und Arbeitgebern, wie Stanford University, Imperial College London und Google (insgesamt hat Coursera mehr als 200 Partner), erarbeitet und daher haben alle Kurse ein außergewöhnlichesinhaltliches Niveau.

Wenn Sie sich nicht für einen Anbieter entscheiden können, kann *Call Central* helfen. Das ist eine Webseite, die ähnlich wie andere Suchmaschinen, das Netz spezifisch nach Online-Kursen durchsucht. Sie kann für jedes Interessengebiet verwendet werden und findet auch Kurse, die von Harvard und MIT angeboten werden, die zu den besten Lehreinrichtungen der Welt gehören. Was Call Central ausmacht ist, dass man Einsicht auf Benutzerbewertungen hat, die einem bei der Auswahl helfen können. Einige der hilfreichsten Kurse, die ich für eine wissenschaftliche Karriere gefunden habe, waren waren Schreibkurse für akademische und popularwissenschaftliche Texte. Call Central hat aber über 30.000 Kurse zur Auswahl. Da ist für jeden etwas dabei.

Sollten Sie etwas Hilfe brauchen, um eine dieser Plattformen zu finden, die für Sie interessant sind, können Sie Listen und Empfehlungen für alles, was ich erwähnt habe, auf meiner Webseite finden. Die Webadresse ist auf der Rückseite des Buches.

Rat für Nachwuchswissenschaftler

Im nächsten Abschnitt möchte ich einige Tipps und Tricks mit Ihnen teilen, die Ihnen helfen sollen, tiefer in die Wissenschaft einzutauchen. Diese könnten für Studenten oder jeden, der eine Karriere in der Wissenschaft beginnen möchte, oder, für jeden, der mehr über ein Thema lernen möchte, das ihm Spaß macht, nützlich sein. Es kann entmutigen, daran zu denken, wie viele Jahre man studieren muss, um ein Experte auf einem bestimmten Gebiet zu werden, aber es muss sich nicht so anfühlen! Gemeinsam werden wir einen Blick auf Dinge werfen, die jeder Wissenschaftler gerne gewusst hätte, bevor er anfängt zu studieren.

Das Wichtigste, und das gilt für jeden, der dies liest, ist, **herauszufinden, was Sie wirklich begeistert**. Das klingt einfacher, als es ist, weil die Wissenschaft, sogar die Neurowissenschaften, so viele verschiedene Bereiche hat. Das Beste, was Sie tun können, ist, über verschiedene Themen zu lesen, Dokumentationen anzusehen, mit Menschen zu sprechen, Podcasts zu hören oder ein oder zwei Forschungsarbeiten zu finden, um eine Vorstellung davon zu bekommen, was Sie gerne lesen und worüber sie gerne lernen möchten. Nur wenn Sie sich vielen verschiedenen Optionen aussetzen, werden Sie über das stolpern, was Ihnen am meisten Freude bereitet. Oft geschieht dies nicht sofort und es kann Jahre dauern, dies heraus zu finden, aber nur wenn Sie verschiedene Ideen ausprobieren, können Sie es entdecken. Vielleicht ist es die Psychologie (wie der Geist funktioniert) oder die Erforschung von Krankheiten (Krebs, Neurodegeneration, seltene Krankheiten) oder aber die biomedizinische Technologie (Sie könnten die Geräte der Zukunft bauen). Was auch immer sie gerne tun, auch wenn es nur ein Hobby ist, das ist es, das Sie versuchen sollten, zu verfolgen.

Das muss auch nicht unbedingt ein linearer Prozess sein. Vielleicht finden Sie einen Bereich, über den Sie gerne etwas erfahren möchten, und ändern dann Ihre Meinung. Das ist völlig in Ordnung. Sie müssen nur anfangen zu suchen. Eines sollte aber klar gestellt werden – Sie müssen keine Entscheidung für den Rest Ihres Lebens treffen, Sie müssen nur Ihre Leidenschaft finden! Und dann kann diese Sie tiefer in den Kaninchenbau bringen.

Wenn Sie Naturwissenschaften studieren, egal auf welchem Niveau und in jedem Alter, dann stellen Sie Fragen. Sprechen Sie mit Kursleitern, senden Sie E-Mails an andere Forscher in dem Bereich und lassen Sie sich von Leuten beraten, die dort arbeiten, wo Sie sein möchten. Das sind Menschen, die Ihnen ein klareres Bild von der Realität verschiedener Karrierewege geben können und wohin Ihr Potenzial Sie führen kann. Das hilft auch, wenn Sie versuchen, ein Netzwerk aufzubauen (dies wird auch in der Wissenschaft immer wichtiger), bevorzugterweise mit Menschen in verschiedenen Berufen, die Ihnen möglicherweise unverzichtbare Einsichten und Verbindungen bieten können.

Ein weiterer Ratschlag ist, auf dem Laufenden zu bleiben, welche Forschung gerade im Gange ist. Was sind die neuen aufregenden Trends? Hat jemand Krebs geheilt? Gibt es endlich Hoverboards (eine Art selbstfahrendes Skateboard), die nur von unseren Gedanken gesteuert werden? Glauben Sie mir, das überprüfe ich das mindestens zweimal pro Woche!

Eine gute Möglichkeit, mehr über wissenschaftliche Entdeckungen in einem Bereich zu erfahren, der Sie interessiert, ist es Google-Benachrichtigungen für Dinge, die im Trend liegen, einzurichten. Sie können dies für ein spezifisches Thema, wie Schlaf oder Träume, tun oder, Sie können ganz grob "Neurowissenschaften" oder "Hirnforschung" als Suchkriterien eingeben. Sie können auch einrichten, benachrichtigt zu werden, wenn spezifische Zeitschriften, in denen interessante Artikel veröffentlicht werden, die neusten Artikel herausbringen, um sich auf das Studiengebiet zu konzentrieren, an dem Sie interessiert sind. Eigentlich funktioniert das für alles, worauf Sie neugierig sind - es muss nicht um Wissenschaft gehen!

Wenn Sie ein Wissenschaftler werden oder wenn Sie in einem bestimmten Bereich arbeiten möchten, der Sie begeistert, dann ist es immer hilfreich, Erfahrung in diesem Bereich zu sammeln. Dies mag sowohl offensichtlich als auch unmöglich erscheinen, da das Sammeln erster Erfahrungen oft eine Hürde für sich ist. Solche Erfahrungen werden Sie jedoch nicht nur als Wissenschaftler wertvoller machen, sondern sie werden Ihnen auch die Möglichkeit geben, verschiedene Dinge auszuprobieren, um zu sehen, was Ihnen Spaß macht und was Sie nicht tun möchten.

Sommerpraktika oder kurze Laborworkshops sind fantastische Möglichkeiten, Erfahrungen zu sammeln. Sie sind für Wissenschaftler im Frühstadium konzipiert, die nicht viel Erfahrung haben und nach Wegen suchen, ihre Fähigkeiten zu verbessern. Schüler und Universitätsstudenten können sich bewerben und das sind normalerweise fantastische Erfahrungen. Ich habe selbst ein paar dieser Praktika gemacht, und das hat mir ermöglicht, Labore in ganz Europa zu besuchen.

Die *Royal Society of Biology* (englisch für Königliche Gesellschaft für Biologie) ist eine in Großbritannien ansässige Wohltätigkeitsorganisation, die sich in Bildung, Forschung und beruflicher Entwicklung in der Biologie engagiert. Ihre Sommerpraktikumsprogramme bieten Wissenschaftlern die Möglichkeit, einen Einblick in verschiedene Arten von Labors, sowohl in der pharmazeutischen Industrie als auch in führenden Forschungsgruppen, zu erhalten und so

Erfahrungen zu sammeln und zu lernen, der Wissenschaft zu vertrauen.

Biograd, ein in Liverpool ansässiges Institut in Großbritannien, bietet Kurse für Schüler aller Altersklassen an und hat es zum Ziel, persönlichere und effektivere Erfahrungen zu gestalten, in dem kleine Gruppen von einer größeren Anzahl von Lehrern unterrichtet werden. Diese und viele weitere ähnliche Organisationen können Sie mit einer schnellen Google-Suche finden, auch wenn Sie nicht in Großbritannien leben, denn auch andere Länder haben ihre eigenen Versionen solcher Organisationen. Wenn Sie in den USA sind, ist *Zippia.com* ein großartiges Werkzeug, um nach Praktika zu suchen. Das ist eine Suchmaschine, die basierend auf Kategorien, Standort und jeder Menge anderer Optionen, Praktika sucht, zu Ihnen passen könnten.

Ein lockererer Ansatz, um Erfahrungen zu sammeln, wäre an Netzwerkveranstaltungen wie *Pint of Science* (englisch für „Bierkrug der Wissenschaft") teilznehmen. Das ist ein weltweites Wissenschaftsfestival, bei dem Forscher zusammenkommen, um ihre Entdeckungen mit der allgemeinen Bevölkerung auf lustige Art zu teilen, und bietet daher die Gelegenheit, mit Menschen in einer entspannten Umgebung zu sprechen. Jeder kann kommen – Sie müssen kein Experte sein, um teilzunehmen. Veranstaltungen wie diese sind wichtig, denn, um Erfahrungen in der Wissenschaft zu sammeln, geht es darum – und das kann ich nicht genug betonen – sich zu vernetzen und ihren Namen bekannt zu machen. Nicht zuletzt verbessern solche Veranstaltungen Ihre Fähigkeit sich mit anderen Wissenschaftlern zu unterhalten und Smalltalk zu betreiben, was häufiger nützlich ist, als Sie vielleicht denken mögen.

Etwas, dass mir während meiner gesamten Karriere aufgefallen ist, sind die Vielzahl an Möglichkeiten, die es gibt, um, egal auf welcher Erfahrungsebene Sie sich befinden, Einblicke in Forschungslabors zu erhalten. Sie reichen von Vollzeitstellen über Stipendien bis hin zu Praktika, die nur wenige Wochen dauern. Den ersten Kontakt zu erstellen kann schwierig sein und ist ziemlich Angst einflößend, aber das sollte nicht entmutigen. Dozenten an Universitäten eine E-Mail zu schicken hat überraschende Ergebnisse für diejenigen, die es ausprobieren.

Eine kleine Geschichte darüber, wie ich angefangen habe. Ich fand meinen Weg in die Forschung, indem ich mich an einen Lehrer an meiner Universität (an der ich für einen Master-Abschluss studierte) wandte und mit ihm sprach. Wir trafen uns eine Woche später und ich erklärte ihm, dass ich mein Know-how aus Lehrbüchern gerne in echter Forschung anwenden wollte. Ich wollte in einem Forschungslabor arbeiten. Das Problem war, dass ich damals keine Ahnung davon hatte, was es bedeutet, in einem Forschungslabor zu arbeiten. Ich hatte zuvor in einem Krankenhauslabor, wo täglich Tausende von Patientenproben eintreffen, gearbeitet und geholfen, diese zu analysieren. Aber Forschung? *Was* ist das, *wo* findet sie statt und wer sind diese mysteriösen Forscher, die im Schatten arbeiteten?

Heute betrachte ich dieses Gespräch als eine ziemlich demütigende Erfahrung – mir wurde erst etwa ein Jahr später klar, dass das Gespräch *in* einem Forschungslabor stattgefunden hatte, während der Professor forschte (er zerschnitt gefrorene Teile des Rückenmarks). Ich hatte keine Ahnung. Er hätte mir einen Laborkittel ins Gesicht werfen können und ich hätte es nicht bemerkt!

Es hat sich aber gelohnt. Als ich ihm erklärte, wie ich in Zukunft zur Wissenschaft beitragen wollte, hörte er zu und gab mir die Kontaktdaten von jemandem, von dem er dachte, dass er mir wirklich helfen könnte – einem anderen Professor an der Universität, der einen ähnlichen Karriereweg durchlaufen hatte wie den, den ich für mich selbst wollte.

Ich nahm Kontakt auf, und, um es kurz zu machen, arbeitete ich an einem Forschungsprojekt im Labor dieses Professors, schrieb meinte Doktorarbeit dort und das hat mein Schicksal als Wissenschaftsnerd besiegelt. Mein Traum! Was ich aber mit dieser Geschichte sagen möchte, ist, dass Sie nichts verlieren können, wenn Sie mit anderen Menschen, die Ihnen möglicherweise helfen können, in Kontakt treten oder ihnen eine E-Mail schreiben. Selbst wenn sie Ihnen selbst nicht selbst weiterhelfen können, kennen sie vielleicht jemand anderen, der es kann. Deshalb ist Vernetzung in der Wissenschaft so wichtig. Am Ende des Tages können Wissenschaftler gar nicht mit so vielen Menschen über ihre Arbeit sprechen, wie Sie vielleicht denken (und wenn, dann normalerweise sowieso nur mit anderen Wissenschaftlern). Indem Sie also Fragen stellen und Interesse zeigen, haben Sie bereits den Tag des Wissenschaftlers verschönert und Ihr berufliches Netzwerk ausgebaut.

Was kann ein Wissenschaftler sonst noch tun?

Der traditionelle Weg eines Wissenschaftlers(-in) besteht darin, eine Universitäts- und Forschungskarriere zu verfolgen. Dies bedeutet in der Regel, dass er/sie einen Doktortitel erwirbt, dann mehrere Jahre in einem Universitätslabor forscht, bevor er/sie Dozent und schließlich Professor wird. Die Zahl der sogenannten *Tenure-Track*-Stellen (unbefristete dauerhafte Stellen an Universitätn) ist jedoch seit vielen Jahren rückläufig und die Arbeitsplatzsicherheit hat sich, selbst für diejenigen, die es schaffen, eine solche Stelle zu bekommen, verringert.

Nachwuchswissenschaftler fangen an, dies zu realisieren und suchen nach anderen Wegen, um in der Wissenschaft zu arbeiten. Die Universitätslaufbahn kann eine großartige Möglichkeit sein, eine wissenschaftliche Karriere zu verfolgen, aber sie hat auch ihre Tücken und bringt Schwierigkeiten mit sich, die nicht jedermann bereit ist zu überwinden.

Etwa die Hälfte aller Wissenschaftler (-innen) verlassen universitäre Forschungslabore etwa fünf Jahre nach der Promotion (das ist typischerweise die Dauer einer Laborstelle). Da sich viele Wissenschaftler heutzutage aus dem natürlichen Lebensraum des Labors herauswagen, dachte ich, dass es eine gute Idee ist, einige der Möglichkeiten, die es gibt, zu beschreiben, einschließlich vieler, die wir vielleicht nicht erwarten.

Absolventen mit naturwissenschaftlichen Abschlüssen müssen oft ihren Horizont erweitern und offen dafür sein, verschiedene Positionen, Ausbildungen und Praktika in Betracht zu ziehen, um zu entscheiden, was letztendlich für sie richtig ist. In dieser Phase, besonders wenn Sie ein Student sind, ist es normal, dass sie sich nicht klar darüber sind, wie genau Sie zu einem wissenschaftlichen Bereich beitragen möchten. Es ist aber ein guter Zeitpunkt, sich mit verschiedenen Berufsbildern, die Ihnen Spaß machen könnten, zu beschäftigen, um dieMöglichkeit zu haben, sich später zu spezialisieren.

Das US *Bureau of Labor Statistics* (Amt für Arbeitsstatistik) schätzt, dass die Zahl der Arbeitsplätze in MINT in den nächsten 10 Jahren um 13 % steigen wird. Die größte

Wachstumsrate wird für IT-basierte Fachgebiete wie Softwareentwicklung prognostiziert, wo ein Wachstum von fast 30 % erwartet wird. Was sind also die Optionen, wenn Sie sich entscheiden, den Laborkittel an den Nagel zu hängen?

Ich habe ein bisschen Zeit investiert, um die einzigartigsten und aufregendsten Berufe zu suchen, die jemand mit einem naturwissenschaftlichen Hintergrund haben kann. Egal, ob Sie sich für sogannte Graduiertenausbildungsprogramme nach Ihrem Bachelor- oder Masterabschluss entscheiden oder bereits einen Doktortitel haben und sich als Postdoktorand entschieden, dass Sie genug von Laborarbeit haben und mal etwas anderes versuchen möchten; das wichtigste Element, das alle Positionen, selbst die ungewöhnlichsten Karrierewege, miteinander verbindet, sind die übertragbaren (transferable oder soft skills) Fähigkeiten. Oder anders ausgedrückt, sind Sie in der Lage, Wissen schnell aufzunehmen oder vor großen Menschenmengen zu sprechen? Haben Sie Spaß daran, Teil eines großen interdisziplinären Teams zu sein und zusammenzuarbeiten, um etwas Größeres zu schaffen, als es alleine möglich wäre?

Wir alle haben wertvolle Fähigkeiten, die für jeden von uns einzigartig sind, Wissenschaftler und Nicht-Wissenschaftler gleichermaßen. Das wichtige ist, herauszufinden, was Sie besonders macht und dann, mit ein bisschen Kreativität, einen Beruf zu finden, der Ihnen Freude bereitet. Die zuvor besprochenen Online-Kurse sind eine großartige Möglichkeit, um zusätzliche, vor allem übertragbare, Fähigkeiten zu erlernen und so Ihre Attraktivität für Ihren Traumjob zu steigern.

Also, was machen Wissenschaftler, wenn sie nicht in einem Labor arbeiten?

KOMMUNIKATION

Da täglich so viele wissenschaftliche Studien veröffentlicht werden, brauchen wir Menschen, die diese erklären können. Wissenschaftskommunikator(-innen) tun genau das. Es gibt viele unterschiedliche Formen und Stile der Wissenschaftskommunikation, sodass Sie in der Lage sein sollten, das zu tun, was Sie gut können und, wie Sie gerne arbeiten. Sagen wir es so: Wenn es Ihnen nicht ausreicht, in einer kleinen Gruppe zu arbeiten und Ihre spannende und weltbewegende Forschung nur Ihrem Chef zu erklären, ist so ein Job vielleicht der Richtige für Sie. Wissenschaftler müssen keine sozial unbeholfenen menschlichen Enzyklopädien sein. Sie können auch als Brücke zwischen Wissenschaftlern und Nicht-Wissenschaftlern fungieren, um zu erklären, was in den Wissenschaften vor sich geht.

Ein Weg, dieses zu tun, ist zu Unterrichten, entweder an einer Universität, einem Gymnasium oder einer Volkshochschule. Die Zahl von Menschen, die MINT-Fächer als ihren Bildungsweg auswählen, wird voraussichtlich um 15 % ansteigen, was nur mit einem starken pädagogischen Sektor zu bewältigen sein wird. Die Regierung der USA hat vor kurzem 540 Millionen USA-Dollar in die MINT-Bildung investiert; das schließt die Ausbildung und Rekrutierung von Lehrern ein.[1] Um auf Universitätsebene unterrichen zu können, braucht man normalerweise wenigstens einen Doktortitel, aber an Schulen und Volkshochschulen reicht oft ein Bachelor- oder Master-Abschluss. Man kann auch ein spezialisierter Tutor in seinem bevorzugten Fachgebiet werden, der den Schülern hilft, ihre eigene Reise in der Wissenschaft zu beginnen.

Wissenschaftskommunikation kann aber auch etwas ganz anderes sein als Lehre. Sie könnten vielleicht ein Wissenschaftsautor werden, was eine neue Art eröffnet, Ideen bequem von Ihrem eigenen Computer aus zu kommunizieren. Positionen als Autor variieren dramatisch und können alles sein, Vollzeitstellen als Buchautor oder Journalist oder freiberufliche Autoren für Webseiten und Zeitschriften. Es gibt viele Optionen, aber vor allem für Vollzeitstellen auch viel Konkurrenz. Das Wachstum in diesem Bereich und damit die verfügbaren neuen Stellen sind begrenzt, und es wird erwartet, dass dieser Sektor in den nächsten 10 Jahren um 2 % schrumpfen wird. Das Gute ist, dass in vielen Fällen eine Weiterbildung oder ein Studium nicht erforderlich sind, aber je mehr Erfahrung Sie haben, desto besser.

Wissenschaftliches Schreiben muss nicht unbedingt Zeitschriften oder Bücher bedeuten. Viele Biotechnologieunternehmen stellen Wissenschaftler in Kommunikationspositionen ein, da sie der Öffentlichkeit und zukünftigen Investoren erklären müssen, was sie tun. Außerdem gibt es Positionen im Gesundheitsdienst, in denen Sie die Öffentlichkeit über Initiativen im Bereich der öffentlichen Gesundheit und der Öffentlichkeitsarbeit informieren. Es gibt auch viele Agenturen, die Autoren mit fundierten Kenntnissen über verschiedene Krankheiten und Behandlungsstrategien suchen, um Informationen über Arzneimittel zu veröffentlichen (medical communication, medcomm), falls das etwas ist, das Sie besonders interessiert. Zusätzlich werden die vielen Wohltätigkeitsorganisationen, die im wissenschaftlichen und medizinischen Bereich gegründet werden, immer Menschen suchen, die mit Mitgliedern sprechen, was bedeutet, dass es auch in diesen

Organisationen Möglichkeiten gibt, sich als Wissenschaftskommunikator zu entwickeln.

The Open Notebook (englisch für das offene Notizbuch) ist eine gemeinnützige Organisation für (angehende) Wissenschaftsjournalisten, die Informationen und Ressourcen bereit stellt, um Menschen zu helfen, besser über MINT-Themen zu berichten. Es ist großartig, um Selbstvertrauen aufzubauen und Ihre Fähigkeiten zu verbessern, bevor Sie direkt in eine berufliche Veränderung angehen.

Die folgende Stelle kommt einem vielleicht nicht gleich in den Sinn, wenn man an Wissenschaftskommunikation denkt. Aber betrachtet man es genauer, sind Positionen in Wissenschaftsmuseums, wie z. B Menschen, die Ausstellungen entwickeln und Sammlungen überwachen, genau das und daher haben auch sie es auf meine Liste geschafft. Die Berufbezeichnungen sind auch hier vielfältig und umfassen alles von Archivaren bis hin zu Museumstechnikern. Diese Positionen können ideal für Menschen sein, die gerne recherchieren und große Ideen in großem Maßstab für große Menschenmengen verständlich erklären oder für Menschen, die gerne kreative Methoden zur Speicherung und Erhaltung wertvoller Daten zu entwickeln.

In der Regel wird hier ein Bachelor- oder Masterabschluss erwartet, und es wird empfohlen, an Schulungsprogrammen oder Freiwilligenarbeit teilzunehmen um Erfahrung zu sammeln. Der Einsatz könnte sich lohnen. Das US Amt für Arbeitsstatistik prognostiziert, dass diese Branche, in der ständig Spezialisten benötigt werden, schnell um etwa 11 % wachsen wird. Also, wenn dies etwas ist, von dem Sie denken, dass es Ihnen gefallen könnte, ist es jetzt an der Zeit, es auszuprobieren.

Unternehmertum

Wie sieht es für diejenigen unter Ihnen aus, die den Laborkittel aufgeben möchten, um Platz für einen glänzenden Anzug zu schaffen? Egal, ob Sie es mögen oder nicht, die Wissenschaft ist ein großes Geschäft. Auch wenn Wissenschaflter edle Absichten haben, die Menschheit voranbringen und Krankheiten heilen wollen, in Wirklichkeit geht es auch um viel Geld. Viele Entscheidungen, die unter hohem Druck gefällt werden müssen, bestimmen, ob man ein erfolgreicher Wissenschaftler wird oder nicht. Wenn Sie das noch nicht davon überzeugt, dass Wissenschaft und Unternehmertum gut zusammen passen, dann gucken Sie sich Gordon Moore, den Gründer von Intel, an. Er hat in Chemie promoviert und war erfolgreich im Wirtschafts- und Ingenieurwesen und Intel hat nun einen geschätzten Wert von 12 Milliarden Dollar.

Eine anderer Karriereweg, der weit weg vom Labor ist, könnte Ihnen erlauben, Ihr Verständnis des naturwissenschaftlichen Fortschritts für die Analyse von Geschäftstrends nutzen, insbesondere bei Pharma-, Biotechnologie- oder Beratungsunternehmen. Wirtschafts-analytiker (Businessanalysten) sind oft mit vielen verschiedenen Teams in Kontakt und arbeiten mit diesen zuammen, um Marktdaten optimal zu nutzen. Wissenschaftler werden in dieser Branche geschätzt, weil sie neue Daten schnell auswerten und deren Bedeutung interpretieren können. Aller Wahrscheinlichkeit nach haben Sie bereits Erfahrung in der kritischen Analyse von Datensätzen, entweder durch Forschungsartikel, die Sie gelesen haben, oder durch die Analyse Ihrer eigenen Daten. Dies ist eine

Fähigkeit, die oft übersehen und manchmal unterschätzt wird, aber sie von großer Wichtigkeit, auch außerhalb des Labors.

Ich habe einmal jemanden getroffen, der sein Verständnis von Wissenschaft nutzte, um neue Medikamente, die auf den Markt kommen, zu bewerten. Das Unternehmen, für den er arbeitete, investierte Millionen auf der Grundlage seines Feedbacks und seiner Bewertung. Es war eine stressige Aufgabe, aber sie ermöglichte ihm, nah an der Wissenschaft zu bleiben und gleichzeitig wichtige Entscheidungen für sein Unternehmen zu treffen. Eine Weiterbildung in den Wirtschaftswissenschaften würde Ihnen in dieser Art von Positionen sicher einen Vorteil bringen, aber für viele sind sie nicht zwingend notwendig.

Eine anderer Zweig in dieser Branche, in der Wissenschaftler Arbeit finden, ist der Verkauf. Ich meine, irgendjemand muss den Leuten doch von neuen fortschrittlichen Geräten und Medikamenten erzählen, oder? Der Verkauf ist besonders für soziale Menschen, die gerne reisen und neue Menschen kennenlernen (vielleicht nicht ideal für diejenigen, die an Gesichtsblindheit leiden), geeignet. Das Interessante an dieser Art von Positionen ist, dass Verkäufer in diesem Bereich nicht die typische Haustürentaktik verwenden. In der Regel reisen Verkäufer (-innen) zu großen Konferenzen, Universitätslabors und Biotechnologieunternehmen und erhalten so Einblicke in neue Produkte, medizinische Geräte, und Pharmazeutika.

Wenn Sie ein Unternehmen finden, an das Sie glauben und deren Werte Sie teilen (das kann zugegebenerweise besonders im Bereich des Pharmavertrieb schwierig sein), können Sie als Verkäufer anderen Institutionen wirklich bei ihren wissenschaftlichen Bemühungen helfen. Für diese Art von Positionen ist in der Regel Vertriebserfahrung erforderlich, aber diese Positionen können fantastische Möglichkeiten sein, wenn Sie sie finden können. Und es kann sich lohnen. Flexible Arbeitszeiten, Autonomie und relativ freie Termingestaltung, die mit einer guten Work-Life-Balance vereinbar sind, werden sind von Menschen in diesem Beruf oft positiv bewertet.[2]

Verwaltung

Nicht alle Wissenschafter tragen Laborkittel und haben verrückte Haare – es gibt auch diejenigen, die an der Spitze stehen und deren Aufgabe es ist, zu entscheiden, welche Forschungsprojekte finanziert werden sollten, um die nächsten bahnbrechenden Ergebnisse zu erzielen.

Die meiste Forschung wird durch Forschungsgelder von Wohltätigkeitsorganisationen, Forschungseinrichtungen, Regierungsbehörden oder unabhängigen Investoren finanziert, und sie alle haben Teams von Menschen, die ihnen helfen, zu entscheiden, wohin Gelder gehen. Und es geht um *viel* Geld. Das Vereinigte Königreich z. B. hat beschlossen, seine Ausgaben für Forschung und Entwicklung in MINT in den nächsten fünf Jahren um 15 % erhöhen, und im Jahr 2019 überstiegen die Gesamtausgaben der Regierung der USA erstaunliche 151 Milliarden USA-Dollar - 6 % mehr als im Vorjahr.[3]

Über die Verteilung riesiger Geldsummen zu entscheiden, wird besonders für Menschen attraktiv sein, die gut mit dem Stress, der mit dieser Entscheidungsgewalt einhergeht umgehen können, aber es kann eine Weile dauern, bis Sie eine Spitzenposition in einer Förderagentur finden. Wissenschaflter, die hier arbieten, haben oft bereits einen umfangreichen wissenschaftlichen Hintergrund und nutzen diesen, um die Qualität und die zukünftigen Auswirkungen (Impact) von Forschungsanträgen zu bewerten. Wissenschaftler in diesen Positionen empfehlen, welche Projekte finanziert werden sollen und können dadurch die Entwicklung der Wissenschaft und die Richtung zukünftiger Forschung beeinflussen. Dennoch gibt es Möglichkeiten auch für frische Absolventen, diesen Weg zu gehen.

Wenn Geld in die Grundlagenforschung gesteckt wird, dann kann man an Hand von klinischen Studien sehen, wo diese hinführen kann. Die Entwicklung eines neuen Medikaments, inklusive klinischer Studien, die notwendig sind, bevor es einen Patienten erreicht, kostet etwa 1 Milliarde US-Dollar.[4] Es ist daher unerlässlich, dass die klinischen Studien in einer Art und Weise durchgeführt werden, die einen starken Beweis dafür liefern, dass eine neue Behandlung funktioniert und sicher ist. Dies erfordert, dass Teams von Personen massenhaft Papierkram ausfüllen und Daten sammeln, die für die Genehmigung durch Behörden erforderlich sind. Dies könnte eine ideale Position für Menschen sein, die ein Interesse daran haben, mit solchen Daten zu arbeiten. Die Arbeit in klinischen Studien lässt Wissenschaftler einem anderen Aspekt der Forschung erleben und er ist so dem Endziel all der einsamen Stunden im Labor, d. h. jemandem zu helfen, die medizinische Behandlung zu erhalten, die er braucht, näher

Wie wäre es, noch einen Schritt weiter zu gehen und in die Wissenschaftspolitik und Gesetzgebung einzusteigen? Hier können Sie einen großen Einfluss haben, indem Sie Politiker dabei unterstützen, die Regeln, wie Wissenschaft betrieben wird, neu zu definieren oder Entscheidungen über strategische Initiativen zur Verbesserung der Forschungsqualität auf nationaler Ebene zu treffen. Diese

Positionen ermöglichen einen Überblick über das Gesamtbild und, zu verstehen, wie unterschiedliche Bereiche zusammenarbeiten, um eine Gesellschaft zu schaffen, in der Wissenschaft und Medizin gedeihen.

Positionen in politischen Ämtern haben oft Graduiertenprogramme („Ausbildungsprogramme" für Menschen mit Bachelor- oder Masterabschlüssen), um die klügsten und talentiertesten Nachwuchswissenschaftler zu rekrutieren. Die Ziele, die von Regierungen und Gesundheitsbehörden festgelegt werden, definieren die Regeln, denen Länder folgen müssen. Menschen, die in solchen Positionen arbeiten wollen, müssen in der Lage sein, wissenschaftliche Ideen an Nicht-Wissenschaftler in einer schnelllebigen Umgebung verständlich zu kommunizieren, und es könnte erwartet werden, dass Sie sich schnell in neue und andere Themen einarbeiten. Das kann ideal für Menschen sein, die gut unter Druck arbeiten und ein abwechslungsreiches Arbeitsumfeld genießen. Im Gegenzug, erhalten sie oft die Möglichkeit, mit ihren Fähigkeiten wirklich zu glänzen.

Jokerkarten

Die in diesem Kapitel vorgestellten Berufsbilder konnten Ihnen hoffentlich eine Vorstellung davon geben, wie Sie sich in die Wissenschaft einbringen können, unabhängig davon, wo Sie angefangen haben und haben Ihnen gezeigt, wie wissenschaftliche Forschung außerhalb des Labors funktioniert. Im nächsten Abschnitt, den ich passenderweise als Jokerkarte betitelt habe, möchte ich aufzeigen, was für weitreichende Auswirkungen Wissenschaft haben kann. Es soll insbesondere denjenigen, die keine Vollzeitkarriere als

Wissenschaftler anstreben, zeigen, wie man, wenn man offen für verschiedene Möglichkeiten ist und ein wenig kreativ Denken kann, einen Weg finden kann, der es einem ermöglicht, das, was man tut, zu lieben.

Wissenschaft und Recht passen sehr gut zusammen. Patente für Medikamente, experimentelle Designs, medizinische Geräte und fast alles, was Sie sich vorstellen können, werden jeden Tag eingereicht, um sicherzustellen, dass derjenige, der ein bahnbrechendes Produkt mit Potential geschaffen hat, dieses schützen kann und bestimmte Rechte daran hat. Das Patentamt stellt sicher, dass geistiges Eigentum gesetzlich geschützt ist. Auf der Einstiegsebene sind Rechtsabschlüsse nicht unbedingt notwendig, aber, wenn Sie sich neben der Wissenschaft auch für Recht interessieren, würde ein solcher Abschluss Ihre Karriere zweifelhaft vorantreiben.

Kanzeleien in der Rechtsbranche suchen häufig nach MINT-Absolventen, um Marktanteile in neuen Bereichen der Wissenschaft zu gewinnen. Menschen, die Spaß daran haben Probleme zu lösen haben, die gut organisiert sind und, die ihre Ideen gut kommunizieren können, werden ständig gesucht.

Eine Karriere in dieser Branche bedeutet auch nicht, ständig nur Papierkram zu erledigen. In der Rechtsbranche finden Sie Wissenschaftler, die Anwälte zu den Besonderheiten wissenschaftlicher Verhandlungen und Lizenzierungen beraten und sicherstellen, dass alle Parteien den Wert der Forschung und der rechtlichen Anforderungen verstehen. Ein gemeinsames Merkmal vieler nicht-traditioneller wissenschaftlicher Karrieren sind gute Kommunikationsfähigkeiten. Eine Arbeit im Wissenschaftsrecht ist da keine Ausnahme: Die Wissen-schaftler sind im Wesentlichen dafür da, während Diskussionen über eine

Vielzahl von neuen und bahnbrechenden Ideen auf dem Gebiet zwischen Wissenschaftlern und Nicht-Wissenschaftlern, die sie repräsentieren, zu übersetzen.

Eine anderer Bereich, der es in die Jokerkartenliste geschafft hat, sind Positionen als biomedizinische Ingenieur. Dies ist ein sehr schnelllebiger Bereich, der die Grenzen der Wissenschaft durch Fortschritte in derKI-basierten Medizin, im Design von Nanomaterialien und in der Entwicklung neuer chirurgischer Eingriffsmethoden oder neuer Technologien für den Normalverbraucher, vorantreibt. Obwohl viele Menschen in diesen Positionen Abschlüsse in Ingenieurwesen oder Physik haben, ist jeder wissenschaftliche Hintergrund, der zum Verständnis neuer Technologien beiträgt, sehr wünschenswert. Einige der Großen in dieser Branche sind Unternehmen wie *Siemens Healthcare, Johnson & Johnson* und *GE Healthcare*. Die Fortschritte in der Technologie und der unersättliche Drang nach neuen Konsumgütern bedeuten, dass die Zahl der Unternehmen, die Wissenschaftler wie Sie brauchen, ständig wächst.

Haben Sie iemals Ihre wissenschaftliche Karriere mit dem Gedanken, dass Sie eines Tages ein Fernseh- oder Filmstar sein könnten, eingeschlagen? Zugegebenerweise, mag das für die meisten ein wenig unrealistisch sein, aber ich wollte eine Option für diejenigen aufzeigen, die Wissenschaft mögen, sie aber auf eine völlig andere Weise angehen wollen als der klassische Forscher. Ken Jeong ist ein Beispiel für einen solchen Werdegang. Er ist unter anderem für seine komödiantische Rolle in der *Hangover-Trilogie* (englisch für Kater-Triologie) bekannt. Als vollausgebildeter Arzt, entdeckte er erst später seine Leidenschaft für die Schauspielerei (er *spielt* auch in Fernsehshows einen Arzt).

Es gibt auch Möglichkeiten für Wissenschaftler hinter den Kulissen, zum Beispiel als technischer Redakteur oder Berater, Karriere zu machen. Dieser Bereich der Filmbranche wird in den nächsten 10 Jahren voraussichtlich um 8 % wachsen, was bedeutet, dass vermutlich mehr Unternehmen in diesen Bereich investieren und es mehr Arbeitsstellen geben wird. Beim Schreiben und Gestalten von Bildungsfernsehen, Dramen oder Dokumentationen zu helfen, könnte eine Umgebung bieten, die Sie aus Ihrer Komfortzone herausbringt und Sie ermutigt, Bereiche zu erforschen, mit denen Sie nicht vertraut sind. Das könnte die ideale Stelle für diejenigen sein, die Spaß an Wissenschaftskommunikation und Unterhaltung haben. Man sollte am Anfang der Karriere vermutlich nicht den Anspruch haben, an Hitshows mit hohen Einschaltquoten zu arbeiten, aber eine lustige Idee ist es allemal.

Viele Karrierewege, die in diesem Kapitel erwähnt wurden, setzen bestimmte Erfahrungen oder sogar ein weiteres Studium voraus, das weit über das hinausgeht, was Sie interessiert; aber es gibt auch viele Karrierewege, die so etwas nicht erfordern. Kritisches Denken, eine starke Arbeitsmoral und ein Vertrauen in die eigenen Fähigkeiten sind ebenfalls viel Wert. Letztendlich ist es faszinierend, in wie vielen verschiedenen Bereichen unseres Lebens die Wissenschaft eine Rolle spielen kann. Die Fähigkeiten und Charaktereigenschaften, die Ihnen helfen, indem, was Sie tun, besonders gut zu werden, sind in all diesen Positionen wichtig. Sie sind auf jede neue Position anwendbar und es lohnt sich, sich daran zu erinnern, dass Sie wertvoll sind, egal, was Sie tun möchten.

Wenn Ihnen nichts anderes einfällt, könnten Sie auch ein Buch über das Gehirn und die Neurowissenschaften schreiben.

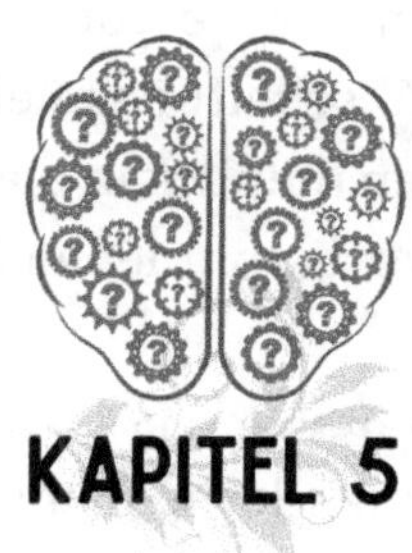

KAPITEL 5

FRAUEN IN MINT

EINLEITUNG

Dieses letzte Kapitel handelt von etwas, das in diesem neurowissenschaftlichen Buch nicht fehlen darf. Die Inspiration für dieses Kapitel sind Frauen, die tagein-tagaus fantastische Dinge erreichen, obwohl ihnen viele Hindernisse in den Weg gestellt werden. Es wurde von Jodi Barnard geschrieben, die hart arbeiten musste, um ihre Träume in der Wissenschaft zu verwirklichen und, die auch in Zukunft Beeindruckendes erreichen wird.

Ich wollte dieses Kapitel aufnehmen, weil ich im Laufe der Jahre oft mit Freundinnen und Kolleginnen gesprochen habe und überrascht davon war, welche Hürden Frauen, die in der Wissenschaft arbeiten, meistern müssen. Dinge wie niedrigere Löhnen, fragwürdige Bemerkungen und der Mangel an weiblichen Vorbildern in Führungspositionen sind Themen, die ich eines Tages verstehen möchte, in der Hoffnung, dass ich dazu beitragen kann, dass sie sich verbessern.

Auch wenn sich bereits vieles verändert hat, kämpfen Frauen in der Wissenschaft, ganz wie in anderen Bereichen des Lebens, immernoch mit Stereotypen, die ihnen anhaften. Ich hoffe, dass dieser Abschnitt dazu einlädt, eine Diskussion anzuregen, dass er einen Einblick in die aktuelle Situation gibt oder neue Ideen aufwirft, von denen Sie vielleicht noch nie zuvor gehört haben.

Schließlich geht es in der Wissenschaft darum, Fragen zu stellen. Nur so können wir lernen, uns selbst verbessern und die Grenzen dessen, was wir gemeinsam erreichen können, zu verschieben.

Ein(e) Neurowissenschaftler(-in) in London, der (die) zufällig eine Frau ist

Von Jodi Barnard

Hallo, hier spricht Jodi! Ich promoviere in den Neurowissenschaften in London und untersuche mit Hilfe von menschliche Zellen, die ich in Petrischalen züchte, was passiert, wenn unsere Neuronen im Gehirn mit Immunzellen interagieren und, wie das zu Entzündungen und Zelltod bei Krankheiten wie Alzheimer führt. Ich verwende auch Fruchtfliegen, um menschliche Gene, die mit der Motoneuronerkrankung im Zusammenhang stehen, zu erforschen. Aber das habe ich nicht immer gemacht. Ich komme aus einer Familie mit niedrigen sozioökonomischen Status und habe seit meinem 13. Lebensjahr gejobbt. Ich weiß, was Geldsorgen sind. Der ständige Mangel and Geld ist eines der Dinge, die mich motiviert haben, gute Leistungen in der Schule anzustreben. Das und die Sturheit, die jahrelanges Mobbing einer Person beibringen. Wenn Ihnen jemand sagt, dass Sie etwas nicht können, wollen Sie zeigen, dass Sie es können, egal, welche Hindernisse Ihnen in den Weg gestellt werden.

Da ich die Erste in meiner Familie war, die zur Universität ging, hatte ich keine Ahnung, was mich erwartete. Es schien, alsob alle anderen um mich herum einen Plan hatten und ich allein im Dunkeln stand und den nächsten Schritt erst dann sah, wenn ich darüber stolperte. Ich mochte Wissenschaft, aber mit war nicht klar, dass Wissenschaftler ein Beruf ist. Ich dachte, wenn man sich für Biologie interessiert, wird man Arzt.

Als junges Mädchen wurde ich auch nicht wirklich ermutigt, in die Wissenschaft zu gehen - selbst einer meiner Lehrer sagte mir, dass ich "bei der Poesie bleiben sollte". Aber all diese Dinge spornten mich an. Zusätzlich zu meiner Herkunft aus der Arbeiterklasse, dem Fakt, dass ich die erste in meiner Famlie war, die zur Universität ging und weiblich war, machten mein Privatleben und die Nachtschichten, in denen ich im Krankenhaus arbeitete, es schwer, zu Hause zu lernen. Während meiner Zeit auf dem Gymnasium ging es mir auch nicht gut – mein Leben wurde in einer Notoperation gerettet – und so erfüllte ich die Zugangsvoraussetzungen für das Medizinstudium nicht. Meine Welt zerbrach. Ohne irgendeine Art von Berufsberatung schrieb ich mich für den ersten Studiengang ein, für den ich zugelassen wurde - das war medizinische Neurowissenschaften in Sussex. Und so kam ich zu den Neurowissenschaften und verliebte mich in sie.

Aber das ist nicht das Ende der "Erfolgsgeschichte". Die Dinge blieben weiterhin schwierig. Ich habe während meiner gesamten Universitätszeit gearbeitet, nur, um leben zu können. Meine psychische Gesundheit ging den Bach hinunter und, da ich weiterhin nicht zum Medizinstudium zugelassen wurde, war ich mir nicht sicher, was ich tun sollte. Als mir ein

Stipendium für einen Masterstudiengang angeboten wurde, nahm ich es an. Ich hatte einen Teilzeitjob und arbeitete viele Stunden im Labor und erlebte folgegerecht meine erste Burnout-Episode.

Aber ich liebte es, im Labor zu sein, und so beschloss ich, mich für eine Promotion zu bewerben – ich hatte schließlich einwandfreie Noten. Aber ich wurde von jedem Programm abgelehnt und das Imposter-Syndrom (englisch für Betrüger, Hochstapler) traf mich hart. Ich konnte es mir nicht leisten, mich erneut zu bewerben; mein Mietvertrag lief aus und mein Wunsch nach einer wissenschaftlichen Karrier zerplatzte wie eine Seifenblase. Ich brauchte ein Einkommen.

Ich begann, für ein Technologieunternehmen zu arbeiten, das tragbare eletronische Geräte herstellt. Oft war ich die einzige Frau im Raum, und ich fühlte mich zugleich unterbewertet und überfordert. Meine Zweifel wurden so stark, dass ich wusste, dass ich zu dem zurückkehren musste, was mich glücklich machte. Ich bewarb mich auf einen Job als wissenschaftlicher Mitarbeiter und habe wieder im Labor gearbeitet und liebte es. Mit dieser Erfahrung war ich mir sicher, dass ich promovieren wollte und steckte unendlich viel Energie in viele Bewerbungen und Interviews, bis ich irgendwann ein Angebot vom King's College London, einer Top-Universität, bekam.

Sie sehen also, es gibt keinen falschen Weg in MINT. Meine gesammelten Erfahrungen machen mir sehr bewusst, vor welchen Herausforderungen Menschen aus unterrepräsentierten Gruppen stehen. Das ist der Grund, weshalb ich zusammen mit einem Kollegen einen MINT-Gleichberechtigungs-Podcast, *The Academinist*, ins Leben gerufen habe und mit Organisationen zusammenarbeite, die helfen wollen, Menschen wie mir ein Universitätsstudium zu ermöglichen. Durch meine Erfahrungen habe ich mir ein dickes Fell angelegt. Die Fähigkeit, wieder aufzustehen und es erneut zu versuchen, war von unschätzbarem Wert, um dorthin zu gelangen, wo ich heute bin, und ich bin mir sicher, dass sie mir, auf dem Weg zu meinem Doktortitel, weiterhin gut dienen wird. Was ich an dem, was ich tue, am meisten liebe, ist das Triumphgefühl, das ich bekomme, wenn ich etwas Herausforderndes schaffe. Das und die Möglichkeit, kreativ zu sein und mehr zu lernen, während ich versuche, die Menschheit zu verbessern. Deshalb bin ich Wissenschaftler.

Die Covid-19-Pandemie hat weitere Ungleichheiten aufgedeckt, die vor allem Frauen betreffen, wie z. B. das sogenannte *second shift* Phänomen (englisch für zweite Schicht), was beschreibt das (vor allem Frauen) nach der Arbeit weitere unbezahlte Arbeit erledigen. Das sind unter anderem Betreuungspflichten und Hausarbeit wie das Kochen, Waschen und Putzen, die (Frauen) oft zusätzlich zum üblichen Arbeitstag übernehmen. Alessandra Minello schrieb in einer wissenschaftlichen Publikation zu Beginn des ersten Lockdowns im Jahr 2020 über die Mauer der Mutterschaft und, wie sie die Universitätskarriere von Frauen blockiert.[1] Seitdem haben Analysen in mehreren medizinischen Fachzeitschriften einen sogenannten Covid-19-Effekt nachgewiesen, der beschreibt, dass der Anteil weiblicher Autorinnen während der Pandemie unter dem Durchschnitt liegt.[2] Das ist eine Folge der Herausforderungen, die schon vor Covid-19 bestanden, wie z. B. die Vereinbarkeit von Karriere und Familie. Ich habe das auch immer etwas im Hinterkopf. Ich höre meine biologische Uhr Ticken - es fühlt sich wie ein Wettlauf gegen die Zeit an. Ich muss schnell einen Abschnitt in meiner Karriere finden, in dem eine Familie meine Karriere nur minimal beeinträchtigen wird. Natürlich wollen/können nicht alle Frauen Kinder haben, aber für diejenigen von uns, für die das wichtig ist, ist es ermüdend, ständig das Gefühl zu haben, dass Sie Ihre Entscheidungen anderen, der Gesellschaft oder sich selbst gegenüber rechtfertigen müssen. Ich habe mit Frauen gesprochen, die mir von schrecklichen und aggressiven Kommentaren gegenüber schwangeren Frauen und Müttern in der Wissenschaft berichtet haben. Für mich steht eine weitere Veränderung unmittelbar bevor - ich werde nächstes Jahr heiraten und ich mache mir Sorgen darüber, ob die Namensänderung Auswirkungen auf meinen Ruf, an dem ich so hart gearbeitet habe, haben wird. Und das sind nur einige der zusätzlichen Belastungen, die nur Frauen in MINT erleben.

Der Stereotyp, der Frauen, die in MINT-Berufen arbeiten, angeheftet wird, ist ein weiteres Problem und hat die Kampagne "So sieht ein Wissenschaftler aus" ins Leben gerufen. Diese Ansichten werden interessanterweise nicht nur von Männern vertreten. Viele sind der Meinung, dass man eine bestimmte Art von Frau sein muss, um in diese Umwelt zu passen, d. h. geeky (sehr strebsam und besessen davon, neues zu lernen), ein unattraktives „Mauerblümchen“ oder eine Version des Characters Amy Farrah Fowler in „The Big Bang Theory“. Es ist also nicht nur ein generelles Problem nach dem Motto "Frauen wollen nicht in der Wissenschaft arbeiten" - sondern es geht auch darum, zu zeigen, dass *alle Arten* von Frauen einen Platz in der Wissenschaft haben. Ein erster Schritt in diese Richtung ist, zu realisieren, dass wir Wissenschaftler zu allererst facettenreiche Menschen sind. Vielleicht würden dann mehr junge Mädchen und Frauen denken, dass sie aus dem richtigen Holz geschnitzt sind und sich mit dem Beruf eines Wissenschaftlers identifizieren. Wir müssen dafür sorgen, dass es in diesen Berufen mehr Vielfalt gibt. Wohltätigkeitsorganisationen wie *I Can Be* leisten unschätzbare Arbeit, um mehr junge Mädchen auf diese Beschäftigungsmöglichkeiten aufmerksam zu machen. Solche Ansätze können aber nur einen Teil des Problems lösen. Viele Frauen schaffen es einen Doktortitel oder eine Postdoktorandenstelle zu erwerben, aber man findet nur sehr wenige Frauen in höheren Positionen. Dieser geschlechtspezifische Verlust an wissenschaftlichen Laufbahnen wird als *Leaky Pipeline Problem* (englisch für undichte Wasserleitung) genannt und muss angegangen werden, denn ohne repräsentative Vorbilder in höheren Positionen ist es für Frauen schwierig, mit der Arbeitsbelastung Schritt zu halten, da sie wissen, dass ihre Chancen, die Spitze dieser Leiter zu erreichen, gering sind.

Für mich waren die Frauen in MINT, mit denen ich in der Social-Media-Community und im Labor zusammenarbeite, eine unbeschreibliche Unterstützung. Ich hatte keine formellen Mentorinnen, aber ich habe das Gefühl, dass ich davon profitiert hätte. Deshalb versuche ich, in meiner Freizeit so viele junge Frauen wie möglich zu betreuen. Ich denke, dass es notwendig ist, dass wir uns gegenseitig unterstützen.

Aber es ist nicht alles verloren. Wir sehen jeden Tag, dass sich Dinge verändern. Im Jahr 2020 wurden zwei inspirierende Frauen, Emmanuelle Charpentier und Jennifer A. Doudna, "für die Entwicklung einer Methode zur Genom-Editierung" mit dem Nobelpreis für Chemie ausgezeichnet und werden dadurch sicherlich zu Vorbildern für junge Mädchen und Frauen werden. Nur gemeinsam, als Gesellschaft mit Männern und Frauen, können wir die anhaltenden Probleme dieser Art lösen. Mit Hilfe von öffentlichen Diskussionen, Informationenkampagnen und mehr Bewusstsein wird die Einstellung "das ist nicht unser Problem", die Gespräche wie diese manchmal überflüssig erscheinen lässt, hoffentlich bald der Vergangenheit angehören. Dann würden Initiativen, die momentan durch "Frauenpower" und Bemühungen von Minderheitsgruppen aufrechterhalten werden, von der ganzen Bevölkerung getragen werden. Noch wichtiger wäre es, Initiativen zu unterstützen, die versuchen jungen Mädchen Zugang zu MINT zu geben und Öffentlichkeitsarbeit und Mentorprogramme zu fördern. Wenn man Aktivitäten dieser Art gemeinsam mit traditionellen Metriken, wie z. B. der Anzahl von Publikationen nutzen würde, um Wissenschaftler zu beurteilen, wären wir besser in der Lage, Dinge wie faire Bezahlung und Eignung für eine Beförderung zu bewerten.

Obwohl also weiterhin einige Herausforderungen vor uns stehen, bin ich, auf Grund der Fortschritte, die wir in den letzten Jahren gemacht haben, optimistisch, was die Zukunft von Frauen und nicht-binären Menschen im MINT-Bereich angeht. Ich für meinen Teil werde weiterhin alles, was ich kann, tun, um so laut wie möglich auf die aufmerksam zu machen.

Nachwort

Vielen Dank, dass Sie mein Buch gelesen haben. Ich hoffe wirklich, dass es Ihnen gefallen hat und, dass Sie etwas Neues darüber gelernt haben, wie erstaunlich unser Gehirn ist und, wie aufregend Neurowissenschaften sein können.

Für mich war es eine unglaubliche Erfahrung, dieses Buch, das Sie auf eine Reise durch das Gehirn und die Neurowissenschaften mitnimmt, zu schreiben. Darf ich Sie um einen Gefallen bitten? Bitte hinterlassen Sie eine Bewertung für dieses Buch auf Amazon. Ich bin auf diese angewiesen, um Leute davon zu überzeugen, mein Buch zu verkaufen, also würde mir das wirklich sehr helfen. Ich bedanke mich im Voraus.

Wenn Sie Fragen zu dem haben, was Sie gelesen haben, dann schreiben Sie mir bitte eine E-Mail oder Nachricht über meine Webseite oder Instagram. Ich würde mich freuen, von Ihnen zu hören. Die Webseite enthält auch viele nützliche Informationen, die Ihnen auf Ihrer weiteren Reise durch die Neurowissenschaften helfen könnten. Schauen Sie sich das an, wenn Sie Interesse haben.

www.aNeuroRevolution.com
Instagram: @TheEnglishScientist

Wenn Ihnen das Kapitel über Frauen in MINT gefallen hat, können Sie der Autorin in den sozialen Medien folgen oder ihren Podcast anhören.

Jodi Barnard, née Parslow
Instagram & Twitter: @notbrainscience
Podcast: https://theacademinist.buzzsprout.com/

Dankessagung

Ich möchte mich ganz herzlich bei meinen Freunden und meiner Familie bedanken, die mir geholfen haben, die besten Worte für das zu finden, was ich in diesem Buch sagen wollte. Ein besonderer Dank geht an Diana Carter, die mich als inoffizielle Editorin besonders in jenen Zeiten unterstützt hat, in denen ich dachte, dass, was ich geschrieben hatte, ein großer Haufen Wissenschaftsmüll ist, und an Ike dela Peña (PhD) für seine wissenschaftliche Bearbeitung einiger Abschnitte. Ein Dankeschön an Kate Linge für ihre technische Expertise.

Ich möchte auch Dr. Matt Bolland, Thomas Gatti, Farah Ghosn, Cian McGuire (PhD) und Sagar Raturi PhD, und Andy Tranter erwähnen, die frühe Entwürfe gelesen haben, um sicherzustellen, dass ich keinen Unsinn schreibe, und Steph Tranter, der mir geholfen hat, soziale Medien zu nutzen. Ein großes Dankeschön muss auch an Sara Solak, alias "The Cookie Lady" (Instagram @cpmfcookiesandcrafts) gehen, die mir in den sechs Monaten, in denen ich über nichts anderes als mein Buch gesprochen habe, geduldig zugehört hat, und an Amanda Limonius, die mein Geschimpfe über Dinge, die in letzter Minute geschrieben werden mussten, abbekommen hat. Natürlich möchte ich Melissa Estrada dafür danken, dass sie mich während des gesamten Prozesses ermutigt und mir geholfen hat, das Buch zu dem zu machen, was es heute ist.

Zum Abschluss möchte ich Ihnen, dem Leser, dafür danken, dass Sie sich die Zeit genommen haben, mein Buch zu lesen und mit mir auf diese Reise durch die Neurowissenschaften gegangen sind.

WÖRTERVERZEICHNIS

Aβ PEPTID Amyloid beta Peptid: Bestandteile der sogenannten Amyloid-Plaques, die an der Alzheimer-Krankheit beteiligt sind. Ein Peptid ist eine kurze Sequenz von Aminosäuren, aus denen ein Protein besteht.

AMPA Alpha-Amino-3-hydroxy-5-methyl-4-isoxazolpropionsäure (Das „A" kommt vom englischen Wort „acid", was Säure bedeutet): Rezeptoren, die am besten dafür bekannt sind, dass sie Glutamat binden und beim Lernen wichtig.

AMYGDALA Ein Bereich im Temporallappen, der ein wichtiger Bestandteil des Verhaltens- und Emotionszentrums, dem sogenannten limbischen Systems, ist.

ACC Anteriorer Cingulärer Cortex: Frontale Region des cingulären Kortex, die an Empathie und Entscheidungsfindung beteiligt ist und viele andere Gehirnfunktionen kontrolliert.

ASTROZYTEN Sternförmige Zelle, die ein Subtyp von Gliazellen ist und komplexe Funktionen, so, wie die Aufrechterhaltung neuronaler Synapsen

BCI Brain-Computer-Interface (englisch für Gehirn-Computer-Schnittstelle): Eine Technologie, die die Kommunikation zwischen dem Gehirn und einem computergestützten Gerät, ermöglicht, um die Gehirnfunktion nach einer Beschädigung wieder herzustellen oder zu verbessern,

BIOMARKER Etwas, das als Indikator für einen biologischen Prozess verwendet wird. Das kann zum Beispiel ein Protein sein, dessen Konzentration gemessen werden kann, um einen Krankheitsverlauf zu verstehen.

CORTEX Die äußere Schicht des Gehirns, der Teil, den Sie sehen können

CRISPR Clusters of Regularly Interspaced Short Palindromic Repeats: Eine Technik, die es mit Hilfe von geclusterter regelmäßig beabstandeten kurzen palindromischen Wiederholungssequenzen ermöglicht, Gene zu verändern

DEKLARATIVES GEDÄCHTNIS Ein Teil des Langzeitgedächtnisses für Fakten und Ereignisse, die wir bewusst wahrnehmen.

DENDRITEN Eine Verzweigung oder Erweiterung eines Neurons.

DNS Desoxyribonukleinsäure: Die Anweisungen für das Leben einer Zelle, die im Kern jeder Zelle im Körper gespeichert sind.

EEG Elektroenzephalogramm: Eine nicht-invasive Methode, um Gehirnwelle aufzuzeichnen.

ELEKTRODE Ein kleines Gerät, in der Regel ein Metall, zur Aufzeichnung elektrische Aktivität

GABA Gamma-Aminobuttersäure (Das „A" steht für „Acid", englisch für Säure): Ein hemmender Neurotransmitter.

GLIAZELLEN Zellen, die Neurone unterstützen. Astrozyten, Oligodendrozyten, Mikroglia und ependymale Zellen gehören zu den Gliazellen.

GYRUS Abgerundete Falten auf der Oberfläche des Gehirns, um dessen Oberfläche für mehr Neuronen zu vergrößern.

GYRUS DENTATUS Eine Struktur innerhalb des Hippocampusses, die an der Koordination von Erinnerungen beteiligt ist.

GYRUS FUSIFORMIS Ein spindelförmiger Bereich im Temporallappen, der eine große Rolle bei der Erkennung von Gesichtern und Gesichtsausdrücken spielt

HIPPOCAMPUS Ein seepferdchenförmiger Bereich im Temporallappen, der für das Lernen und Schaffen von Erinnerungen entscheidend ist

HHN ACHSE Hypothalamus-Hypophysen- Nebennierenrinden-Achse: Verknüpfte Regionen, die unsere Reaktion auf Stress durch die Freisetung von Hormonen und die Aktivierung von bestimmten Gehirnregionen steuern.

HYPOTHALAMUS Kontrollzentrum für das Nervensystem und Dinge wie Körpertemperatur

IONENKANAL Ein Kanal (Protein) auf der Oberfläche einer Zelle, der den Durchgang von Ionen in und aus der Zelle ermöglicht

KI Künstliche Intelligenz: Menschliche Intelligenz und menschliches Denken werden mit Hilfe eines Computerprogrammes simulert.

KLARTRÄUME Ein Traum, in dem sich die Person des Traumes bewusst ist

KRYPTOCHROM Ein lichtempfindliches Protein, das es Tieren (und uns) erlaubt, Magnetfelder zu erfassen

LIMBISCHES SYSTEM Überbegriff für Strukturen im Gehirn wie Amygdala, Hippocampus, Hypothalamus, Tegmentum, OFC und ACC, die Verhalten und Emotionen beeinflussen

LANGZEITDEPRESSION Ein Prozess, der die Effizienz von Neuronen reduziert und uns so beim Vergessen hilft, wird zumeist im Zusammenhang mit motorische Bewegungen diskutiert

LANGZEITPOTENZIERUNG Ein Prozess, der zur Steigerung der Effizienz von Neuronen und deren Verbindungen führt und es uns leichter macht, uns an Dinge zu erinnern

LOCUS COERULEUS Produziert den Neurotransmitter Noradrenalin, der an vielen Dingen beteiligt ist, wie z. B. unsere Aufmerksamkeit

MRT Magnetresonanztomographie: Bildgebungsverfahren, um den ganzen Körper und Gehirn aufzuzeichnen .

NA_V Ein Ionenkanal, der bevorsugt Natriumionen passieren lässt

NEOKORTEX Ein Teil des Gehirns, der sich erst spät während der Evolution entwickelt hat und bei Dingen wie Entscheidungsfindung und Sprache eine Rolle spielt

NEURODEGENERATION Ein Zustand, in dem Teile des Nervensystems, wie z. B. Neurone, ihre Funktion und Struktur verlieren und daher nicht mehr richtig funktionieren

NEURON Ein Zelltyp, der elektrische Signale übertragen kann.

NEUROTRANSMITTER Ein chemischer Botenstoff zwischen Neuronen

NICHT- DEKLARATIVES GEDÄCHTNIS Eine Teil des Langzeitgedächtnisses, das das speichert, was in unserem Unterbewusstsein abläuft, wie z. B. wenn wir uns daran erinnern, wie man geht oder Fahrrad fährt

NMDA N-methyl-D-aspartate: Ein stimulierender Neurotransmitter

NOZIZEPTOR Neuronen, die Rezeptoren auf ihrer Oberfläche haben, die auf schmerzvolle Substanzen reagieren

NREM SCHLAF Non-rapid eye movement Schlaf: Eine Phase des Schlafes, in der kein schnelle Augenbewegungen stattfinden

NUCLEUS ACCUMBENS Ein Bereich im Gehirn, der Dopaminsignale reguliert und an Bewegungen und Suchtempfinden beteiligt ist

NUCLEUS CAUDATUS Ein Gehirnbereich, der sich der Nähe des Zentrums des Gehirns befindet und an Bewegung, Planung, Gedächtnis, Sucht und Emotionen beteiligt ist.

ORGANOID Eine einfache Version eines Organs, das aus Zellen besteht und im Labor untersucht wird

PLASTIZITÄT beschreibt, dass Gehirnstrukturen sich strukturell und funktionell verändern

POAH preoptic anterior hypothalamus (englisch für Nucleus preopticus des anterioren Hypothalamus): Ein Bereich des Hypothalamus, der die Körpertemperatur reguliert

PRÄFRONTALER CORTEX (PFC) Teil des Frontallappens, der an höheren, exekutiven Funktionen wie Vorhersagen, Planung und der Steuerung vieler Verhaltensweisen beteiligt ist

REM SCHLAF Rapid eye movement Schlaf: Phase während des Schlafes in der schnelle Augenbewegungen stattfinden

REZEPTOR Eine Proteinstruktur auf der Oberfläche einer Zelle, die es ihr ermöglicht, ein Signal zu empfangen und dieses in eine Nachricht umzuwandeln

STAMMZELLEN Sehr spezielle Zellen, die sich durch bestimmte Wachstumsfaktoren zu jeder Art von Körperzelle entwickeln können

SCN Nucleus suprachiasmaticus: Ein Bereich innerhalb des Hypothalamusses, der als Schrittmacher für den zirkadianer Rhythmus dient

SUBSTANTIA NIGRA (SN) Eine Region im Mittelhirn, die Dopamin- und Melanin-Neuronen enthält, die für die Parkinson-Krankheit und Belohnungswege wichtig sind

STN Nucleus subthalamicus: Eine kleine Gruppe von Neuronen, die sich unterhalb des Thalamus befindet und uns bei Bewegungen, aber auch an der Entscheidungsfindung und dem Gedächtnis beteiligt sein können

SYNAPSE Die Lücke zwischen Neuronen, in der Neurotransmitter freigesetzt werden

THALAMUS Ein kleiner Bereich direkt über dem Hirnstamm, der als Umschaltzentrum für Nachrichten dient, die in das Gehirn gelangen wollen

VERBINDUNGEN Die Art und Weise, wie einzelne Neuronen zu einem Netwerk verknüft sind.

VTA Area tegmentalis ventralis: Eine Struktur im Mittelhirn, die auf Dopamin-Neuronen projiziert, die an Bewegung, Motivation und Belohnungswegen beteiligt sind

VLPO Ventrolateral preoptic nucleus (englisch für Nucleus preopticus ventrolateralis): Wichtig bei der Kontrolle des Schlafes vor allem mit Hilfe von hemmenden Neuronen

ZIRKADIANER RHYTHMUS Biologische Aktivität des Körpers, die innerhalb eines 24-Stunden-Zyklusses auftritt

Referenzen

KAPITEL 1: Fragen Sie einen Neurowissenschaftler

Was ist der älteste Teil unseres Gehirns und was macht es?

1. MacLean, P. (1990). *The triune brain in evolution: Role in paleocerebral functions*. Plenum, New York.

Was macht Cannabis eigentlich mit meinem Gehirn, und sollte ich mir Sorgen machen?

2. Malone, *et al.* (2010). Adolescent cannabis use and psychosis: epidemiology and neurodevelopmental model. *Br J Pharm*; 160 (3).
3. Colizzi, *et al.* (2015). Interaction between functional genetic variation of DRD2 and cannabis use on risk of psychosis. *Schiz Bull*; 41 (5).
4. Eldreth, *et al.* (2004). Abnormal brain activity in prefrontal brain regions in abstinent marijuana users. *Neuroimage*; 23 (3).
5. de Souza Crippa, *et al.* (2004). Effect of cannabidiol (CBD) on regional cerebral blood flow. *Neuropsychopharm*; 29 (2).
6. Masataka (2019). Anxiolytic effects of repeated cannabidiol treatment in teenagers with social anxiety disorders. *Front Psychol*; 10.
7. Skelley, *et al.* (2003). Use of cannabidiol in anxiety and anxiety-related disorders. *J AM Pharm Assoc*; 60 (1).

Warum scheinen wir mit einigen Leuten zu klicken und werden sofort Freunde?

8. Tseng, *et al.* (2018). Interbrain cortical synchronization encodes multiple aspects of social interactions in monkey pairs. *Scientific Reports*; 8 (4699).
9. Lee, *et al.* (2015). Emergence of the default-mode network from resting-state to activation-state in reciprocal social interaction via eye contact. *Annu Int Conf IEEE Eng Med Biol Soc*; 2015.
10. di Pellegrino, *et al.* (1992). Understanding motor events: a neurophysiological study. *Exp Brain Res*; 91 (1).
11. Molenberghs, *et al.* (2012). Brain regions with mirror properties: a meta-analysis of 125 human fMRI studies. *Neurosci Biobehav Rev*; 36 (1).
12. Khalil, *et al.* (2018). Social decision making in autism: On the impact of mirror neurons, motor control, and imitative behaviors. *CNS Neurosci Ther;* 24 (8).

Beeinflusst das Erlernen zusätzlicher Sprachen andere Gehirnfunktionen und das Gedächtnis?

13. Javor (2016). Bilingualism, theory of mind and perspective-taking: the effect of early bilingual exposure. *Psychol & Behav Sci*; 5 (6).

14. Craik, *et al.* (2010). Delaying the onset of Alzheimer's disease – bilingualism as a form of cognitive reserve. *Neurology*; 75 (19).

15. Alladi, *et al.* (2016). Impact of Bilingualism on Cognitive Outcome After Stroke. *Stroke*; 47 (1).

Warum werden wir nach Dingen süchtig?

16. Volkow, *et al.* (2011). Reward, dopamine and the control of food intake: implications for obesity. *Trends Cogn Sci*; 15 (1).

17. Schultz, (1998). Predictive reward signal of dopamine neurons. *J Neurophsy*; 80 (1).

18. Elliot, *et al.* (2003). Differential response patterns in the striatum and orbitofrontal cortex to financial reward in humans: a parametric functional magnetic resonance imaging study. *J Neurosci*; 23 (1).

19. Ducci & Goldman (2012). The genetic basis of addictive disorders. *Psych Clin North Am*; 35 (2).

Warum wir unser Gedächtnis verlieren, wenn wir uns den Kopf stossen?

20. Vakil (2005). The effect of moderate to severe traumatic brain injury (TBI) on different aspects of memory: a selective review. *J Clin Exp Neuropsychol*; 27.

21. Rigon, *et al.* (2019). Procedural memory following moderate-severe traumatic brain injury: group performance and individual differences on the rotary pursuit task. *Front Human Neurosci*; 13 (251).

Was ist Schlaf und warum schlafen wir?

22. Hoevenaar-Blom, *et al.* (2011). Sleep duration and sleep quality in relation to 12-year cardiovascular disease incidence: the MORGEN study. *Sleep*; 34.

23. Musiek & Holtzman (2016). Mechanisms linking circadian clocks, sleep, and neurodegeneration. *Science*; 354 (6315).

24. Carlson & Chiu (2008). The absence of circadian cues during recovery

from sepsis modifies pituitary-adrenocortical function and impairs survival. *Shock*; 29.

25. Mainieri, *et al.* (2020). Are sleep paralysis and false awakenings different from REM sleep and from lucid REM sleep? A spectral EEG analysis. *J Clin Sleep Med*; epub 2020.

Was sind Träume und warum haben wir sie?

26. Hajek & Belcher (1991). Dream of absent-minded transgression: an empirical study of a cognitive withdrawal symptom. *J Abnorm Psychol*; 100 (4).

27. Wamsley & Stickgold (2011). Memory, sleep and dreaming: experiencing consolidation. *Sleep Med Clin*; 6 (1).

28. Stickgold, *et al.* (2000). Replaying the game: hypnagogic images in normal and amnesics. *Science*; 290.

29. Paulson, *et al.* (2017). Dreaming: a gateway to the unconscious? *Annals of the New York Academy of Sciences*; 1406.

30. Nielsen & Stentstrom (2005). What are the memory sources of dreaming? *Nature*; 437 (7063).

31. Levin & Nielsen (2007) Disturbed dreaming posttraumatic stress disorder, and affect distress: A review and neurocognitive model. *Psychol Bull*; 133 (3).

32. Baird, *et al.* (2019). The cognitive neuroscience of lucid dreaming. *Neurosci Biobehav Rev*; 100.

33. Spoormaker & van den Bout (2006). Lucid dreaming treatment for nightmares: a pilot study. *Psychotherapy & Psychosomatics*; 75 (6).

34. Baird, *et al.* (2018). Frequent lucid dreaming associated with increased functional connectivity between frontopolar cortex and temporoparietal association areas. *Scientific Reports*; 8.

35. LaBerge, *et al.* (2018) Pre-sleep treatment with galantamine stimulates lucid dreaming: a double-blind, placebo-controlled, crossover study. *PLoS ONE*; 13.

36. Konkoly, *et al.* (2021). Real-time dialogue between experimenters and dreamers during REM sleep. *Current Biology*; 31.

Kann Hirnfrost tötlich sein?

37. Moreno-Jiménez, *et al.* (2019). Adult hippocampal neurogenesis is abundant in neurologically healthy subjects and drops sharply in patients with Alzheimer's disease. *Nature Medicine*; 25.

38. Gunnar, *et al.* (2020). Injured adult neurons regress to an embryonic transcriptional growth state. *Nature*; 581 (7806).

39. Reimer, *et al.* (2008). Motor Neuron Regeneration in Adult Zebrafish. *J Neuroscience*; 28 (34).

Wie werden Erinnerungen im Gehirn kodiert?

40. Wixted, *et al.* (2014). Sparse and distributed coding of episodic memory in neurons of the human hippocampus. *PNAS*; 111 (26).

41. Müller, *et al.* (2017). Hippocampal-caudate nucleus interactions support exceptional memory performance. *Brain Struct Funct*; 223.

Hat ein Genie ein anderes Gehirn?

42. Goriounova, *et al.* (2018). Large and fast human pyramidal neurons associate with intelligence. *Elife*; 7.

43. Pietschnig, *et al.* (2015). Meta-analysis of association between human brain volume and intelligence differences: How strong are they and what do they mean? *Neuroscience and Behavioural Reviews*; 57.

44. Hilger, *et al.* (2017). Intelligence is associated with the modular structure of intrinsic brain networks. *Scientific Reports*; 7.

45. Catani & Mazzarello. (2019). Leonardo da Vinci: a genius driven to distraction. *Brain*; 142 (6).

Kann das Gehirn wirklich Multitasking betreiben?

46. Madore & Wagner (2019). Multicosts of multitasking. *Cerebrum*; 1.

47. Clapp, *et al.* (2011). Deficit in switching between functional brain networks underlies the impact of multitasking on working memory in older adults. *PNAS*; 108 (9170).

Was ist Depression und verändert sie das Gehirn?

48. Hasin, *et al.* (2018). Epidemiology of adult DSM-5 major depressive disorder and Its specifiers in the United States. *JAMA Psychiatry*; 75 (4).

49. Davis, *et al.* (2020). Effects of psilocybin-assisted therapy on major depressive disorder. *JAMA Psychiatry*; epub 2020.

50. Stockmeier, *et al.* (2004). Cellular changes in the postmortem hippocampus in major depression. *Biol Psychiatry*; 56 (9).

51. Ménard, *et al.* (2016). Pathogenesis of depression: insights from human and rodent studies. *Neuroscience*; 321.

52. Fang, *et al.* (2020). Chronic unpredictable stress induces depression-

related behaviors by suppressing AgRP neuron activity. *Mol Psychiatry*; 1.

53. Lutz, et al. (2017). Association of a history of child abuse with impaired myelination in the anterior cingulate cortex: convergent epigenetic, transcriptional, and morphological evidence. Am J Psychiatry; 174 (12).

54. Sarris, *et al.* (2014). Lifestyle medication for depression. *BMC Psychiatry*; 14 (107).

55. Gujral, *et al.* (2017). Exercise effects on depression: possible neural mechanisms. *Gen Hosp Psychiatry*; 49.

56. Nokia, *et al.* (2016). Physical exercise increases adult hippocampal neurogenesis in male rats provided it is aerobic and sustained. *J Phys*; 594 (7).

57. Ambrosi, *et al.* (2019). Randomized controlled study on the effectiveness of animal-assisted therapy on depression, anxiety, and illness perception in institutionalized elderly. *Psychogeriatrics*; 19 (1).

Was passiert während der Meditation im Gehirn – Macht sie wirklich Sinn?

58. Vasudev, *et al.* (2016). A training programme involving automatic self-transcending meditation in late-life depression: preliminary analysis of an ongoing randomised controlled trial. *B J Psych Open*; 2 (2).

59. Kuyken, *et al.* (2015). Effectiveness and cost-effectiveness of mindfulness-based cognitive therapy compared with maintenance antidepressant treatment in the prevention of depressive relapse or recurrence (PREVENT): a randomised controlled trial. *Lancet*; 386 (9988).

60. Goyal, *et al.* (2014). Meditation programs for psychological stress and well-being: a systematic review and meta-analysis. *JAMA Intern Med;* 174 (3).

61. Wielgosz, *et al.* (2019). Mindfulness meditation and psychopathology. *Ann Rev Clin Psychol*; 15.

62. Schlosser, *et al.* (2019). Unpleasant meditation-related experiences in regular meditators: prevalence, predictors, and conceptual considerations. *PLOS One*; 14 (5).

Haben Männer und Frauen unterschiedliche Gehirne?

63. Ingalhalikar, *et al.* (2014). Sex differences in the structural connectome of the human brain. *PNAS*; 111 (2).

64. Zhang, *et al.* (2020). Gender differences are encoded differently in the structure and function of human brain revealed by multimodal MRI. *Front Human Neuro*; 14 (244).

65. Caplan, *et al.* (2017). Do microglia play a role in sex differences in TBI? *J Neuro Research*; 95.

66. Lotze, *et al.* (2019). Novel findings from 2,838 adult brains on sex differences in gray matter brain volume. *Scientific Reports*; 9 (1671).

67. Liutsko, *et al.* (2020). Fine motor precision tasks: sex differences in performance with and without visual guidance across different age groups. *Behav Sci*; 10 (1).

68. Nieuwenhuis, *et al.* (2017). Multi-center MRI prediction models: predicting sex and illness course in first episode psychosis patients. *Neuroimage*; 145 (pt2).

69. Sommer, *et al.* (2008). Sex differences in handedness, asymmetry on the planum temporale and functional language lateralization. *Brain Research*; 1206.

70. McDaniel (2005). Big-brained people are smarter: a meta-analysis of the relationship between in vivo brain volume and intelligence. *Intelligence*; 33 (4).

71. Pietschnig, *et al.* (2015). Meta-analysis of associations between human brain volume and intelligence differences: How strong are they and what do they mean? *Neurosci & Behav Rev*; 57.

Was ist unser Bewusstsein?

72. Hudetz, *et al.* (2015). Dynamic repertoire of intrinsic brain states is reduced in propofol-induced unconsciousness. *Brain Connect*; 5 (1).

73. Libet, *et al.* (1983). Time of conscious intention to act in relation to onset of cerebral activity (readiness-potential). The unconscious initiation of a freely voluntary act. *Brain*; 106 (pt 3).

74. Matsuhashi & Hallet. (2008). The timing of conscious intention to move. *Eur J Neuro*; 28 (11).

KAPITEL 2: Akte X der Neurowissenschaften

1. Enoch & Trethowan (1991). *Uncommon psychiatric syndromes.* (3rd ed), Oxford, Boston; Butterworht-Heinemann.

2. Hirstein & Ramachandran (1997). Capgras syndrome: a novel probe for understanding the neural representation of the identity and familiarity of persons. *Proc Biol Sci*; 264 (1380).

3. Caputo (2010). Strange-face-in-the-mirror-illusion. *Perception*; 39.

4. Caputo (2015). Dissociation and hallucinations in dyads engaged through interpersonal gazing. *Psychiatry Research*; 228.

5. Grossi, *et al.* (2014). Structural connectivity in a single case of progressive prosopagnosia: the role of the right inferior longitudinal fasciculus. *Cortex*; 56.

6. Petrone, *et al.* (2020). Preservation of neurons in an AD 79 vitrified human brain. *PLoS ONE*; 15 (10).

7. Hames, *et al.* (2012). An urge to jump affirms the urge to live: an empirical examination of the high places phenomenon. *Journal of Affective Disorders*; 136.

8. Wang, *et al.* (2019). Transduction of the geomagnetic field as evidence from alpha-band activity in the human brain. *eNeuro*; 6 (2).

9. Weiskrantz, *et al.* (1974). Visual capacity in the hemianopic field following a restricted occipital ablation. *Brain*; 97 (4).

10. Ajina, *et al.* (2020). The superior colliculus and amygdala support evaluation of face trait in blindsight. *Front Neurol*; 11 (769).

11. Linda Rodriguez McRobbie (2017). Total recall: the people who never forget. The Guardian Newspaper; 8 February. https://www.theguardian.com/science/2017/feb/08/total-recall-the-people-who-never-forget.

12. Santangelo, *et al.* (2018). Enhanced brain activity associated with memory access in highly superior autobiographical memory. *PNAS*; 115 (30).

KAPITEL 3: Die Zukunft der Neurowissenschaften

1. Ian Sample (2012). The Guardian Newspaper. Harvard University says it can't afford journal publishers' prices. 24 April. https://www.theguardian.com/science/2012/apr/24/harvard-university-journal-publishers-prices.

2. Anna Fazackerley (2021). The Guardian Newspaper. Price gouging from Covid: student ebooks costing up to 500% more than in print. 29 January. https://www.theguardian.com/education/2021/jan/29/price-gouging-from-covid-student-ebooks-costing-up-to-500-more-than-in-print.

3. de Vries, *et al* (2019). A large-scale standardized physiological survey reveals functional organization of the mouse visual cortex. *Nature Neuroscience*; 23.

4. Wu, *et al.* (2020). Kilohertz two-photon fluorescence microscopy imaging of neural activity in vivo. *Nature Methods*; 17 (3).

5. Weisenburger, *et al.* (2019). Volumetric Ca2+ imaging in the mouse brain using hybrid multiplexed sculpted light microscopy. *Cell*; 177 (4).

6. Gao, *et al.* (2019). Cortical column and whole-brain imaging with molecular contrast and nanoscale resolution. *Science*; 363 (6424).

7. Antonio Regalado (2018). https://www.technologyreview.com/2018/03/13/144721/a-startup-is-pitching-a-mind-uploading-service-that-is-100-percent-fatal/.

8. White, *et al* (1971). Primate cephalic transplantation: neurogenic separation, vascular association. *Transpl Proc*; 3.

9. Oxley, *et al*. (2020). Motor neuroprosthesis implanted with neurointerventional surgery improves capacity for activities of daily living tasks in severe paralysis: first in-human experience. *J Neurointervent Surg*.

10. Kangassalo, *et al.* (2020). Neuroadaptive modelling for generating images matching perceptual categories. *Scientific Reports*; 10.

11. Jiang, *et al.* (2019). BrainNet: A multi-person brain-to-brain interface for direct collaboration between brains. *Scientific Reports*; 9 (6115).

12. Chiaradia & Lancaster (2020). Brain organoids for the study of human neurobiology at the interface of in vitro and in vivo. *Nature Neuroscience*; 23.

13. Kim, *et al.* (2015). A 3D human neural cell culture system for modelling Alzheimer's disease. *Nat Protoc*; 10 (7).

14. Cairns, *et al* (2020). A 3D human brain-like tissue model of herpes-induced Alzheimer's disease. *Science Advances*; 6.

15. Todhunter, *et al.* (2015). Programmed synthesis of three-dimensional tissues. *Nature Methods*; 12 (10).

16. Food and Drug Administration November 6, 2020: https://www.fda.gov/advisory- committees/advisory-committee-calendar/november-6-2020-meeting-peripheral-and-central-nervous-system-drugs-advisory-committee-meeting.

17. Jinek, *et al.* (2012). A programmable dual-RNA–guided DNA endonuclease in adaptive bacterial immunity. *Science*; 337.

18. Barrangou, *et al.* (2016). Applications of CRISPR technologies in research and beyond. *Nat Biotechnol*; 34.

19. Sanders, *et al* (2014). LRRK2 mutations cause mitochondrial DNA damage in iPSC-derived neural cells from Parkinson's disease patients: reversal by gene correction. *Neurobiol Dis*; 62.

20. Jonsson, *et al.* (2012). A Mutation in APP protects against Alzheimer's disease and age-related cognitive decline. *Nature*; 488.

21. Firth, *et al.* (2015). Functional gene correction for cystic fibrosis in lung epithelial cells generated from patient iPSCs. *Cell Rep*; 12 (9).

22. Osborn, *et al*. Fanconi anemia gene editing by the CRISPR/Cas9 system. *Human Gene Therapy*; 26.

23. Fan, *et al.* (2018). The role of gene editing in neurodegenerative disease.

Cell Transplant; 27 (3).

24. Sermer & Brentjens (2019). CAR T-cell therapy: full speed ahead. *Hematol Oncol*; 37 (supp 1).

25. Ma, *et al.* (2017). Corrections of a pathogenic gene mutation in human embryos. *Nature*; 548.

26. Ewen Callaway (2018). Did CRISPR really fix a genetic mutation in these human embryos? 08 Aug. Nature: https://www.nature.com/articles/d41586-018-05915-2.

27. Allen, *et al.* (2018). Predicting the mutations generated by repair of Cas9-induced double-strand breaks. *Nature Biotechnology*; 37.

28. Campa, *et al* (2019). Multiplexed genome engineering by Cas12a and CRISPR arrays encoded on single transcripts. *Nature Methods*; 16.

29. Basil Leaf Technologies. December 21 2020. www.basilleaftech.com/dxter.

30. Pais-Vieira, *et al.* (2013). A Brain-to-brain interface for real-time sharing of sensorimotor information. *Scientific Reports*; 3 (1319).

31. Onestack, (1997). The effect of visual-motor behavior rehearsal (VMBR) and videotaped modelling on the free-throw performance of intercollegiate athletes. *Journal of Sport Behavior*; 1.

32. Ranganathan, *et al.* (2004). From mental power to muscle power – gaining strength by using the mind. *Neuropsychologia*; 42.

33. Hampson, *et al.* (2018). Developing a hippocampal neural prosthetic to facilitate human memory encoding and recall. *J Neural Eng*; 15 (3).

KAPITEL 4: Den wissenschaftliche Kaninchenloch hinunter

1. U.S. Department of Education. Nov 2019. https://www.ed.gov/news/press-releases/us-department-education-advances-trump-administrations-stem-investment-priorities.

2. Med Reps. 2019. 2019 9th annual medical sales salary report. https://www.medreps.com/medical-sales-careers/2019-medical-sales-salary-report.

3. Office for national statistics. (2020). Research and development expenditure by the UK government. https://www.ons.gov.uk/economy/governmentpublicsectorandtaxes/researchanddevelopmentexpenditure/bulletins/ukgovernmentexpenditureonscienceengineeringandtechnology/2018.

4. Wouters, *et al.* (2020). Estimated research and development investment needed to bring a new medicine to market, 2009-2018. *JAMA*; 323 (9).

KAPITEL 5: Frauen in MINT

Ein(e) Neurowissenschaftler(-in) in London, der (die) zufällig eine Frau ist von Jodi Barnard

1. Minello. (2020). The pandemic and the female academic. *Nature*; 17.

2. Viglione. (2020). Are women publishing less during the pandemic? Here's what the data say. *Nature*; 581 (7809).

EXTRA

Bildbeschreibung für Phineas Gage

Ursprünglich aus der Sammlung von Jack und Beverly Wilgus und jetzt in der Warren Anatomical Museum, Harvard Medical School.

Hallo.

Sie haben es bis zur Rückseite des Buches geschafft, und sogar durch die Referenzen!

Das ist geil. Vielen Dank, dass Sie alles gelesen haben.

Aber jetzt gibt es nicht mehr.

Oder gibt es..........

Nein, es ist alles weg.

www.ingramcontent.com/pod-product-compliance
Lightning Source LLC
LaVergne TN
LVHW012043160826
845678LV00014B/2688

* 9 7 9 8 9 8 7 3 6 6 5 0 9 *